Health Education

THIRD EDITION
الطبعة الثالثة

Health Education
التثقيف الصحي

THIRD EDITION
الطبعة الثالثة

Zohair A. Sebai

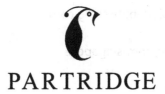

PARTRIDGE

To order additional copies of this book, contact
Toll Free 800 101 2657 (Singapore)
Toll Free 1 800 81 7340 (Malaysia)
orders.singapore@partridgepublishing.com

www.partridgepublishing.com/singapore

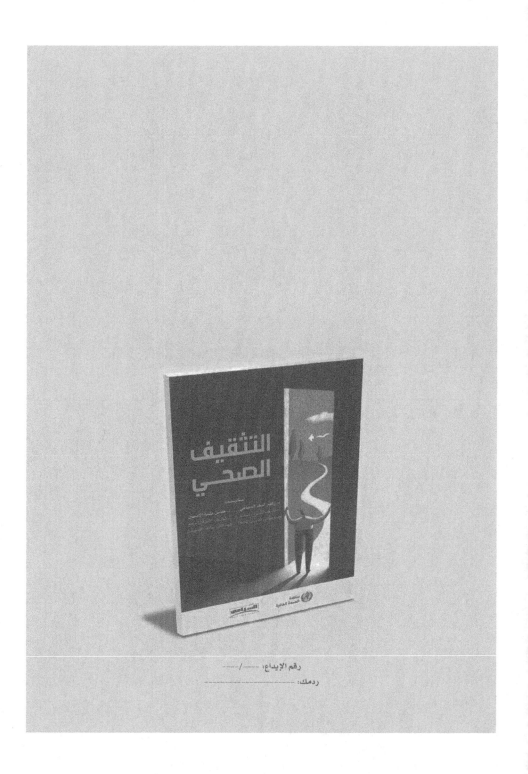

رقم الإيداع: /——— ،———

ردمك: ————————————————

تم بحمد الله

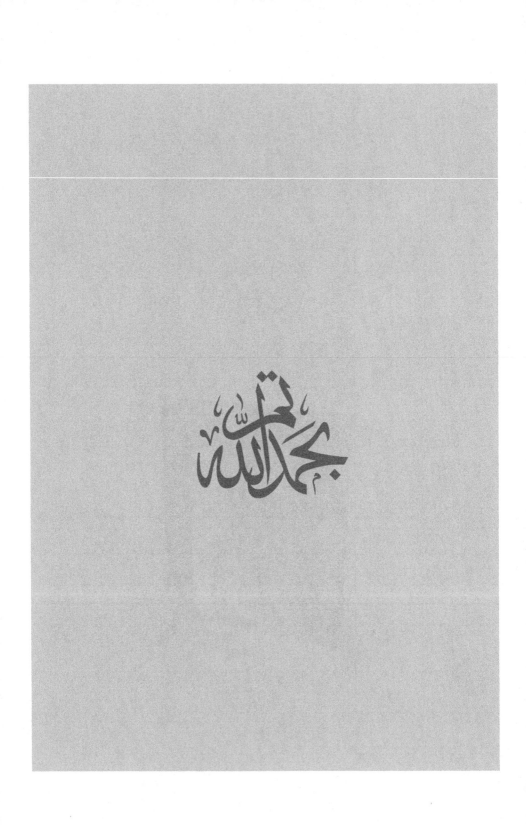

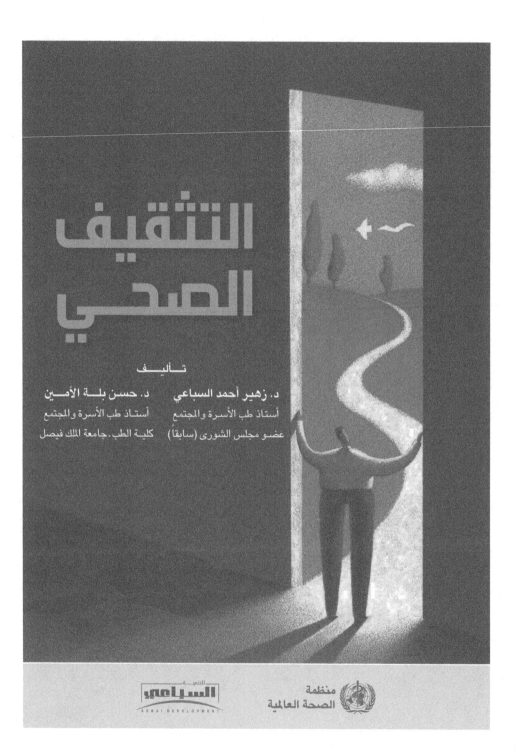

التثقيف الصحي

تــأليـف

د. زهير أحمد السباعي
أستاذ طب الأسرة والمجتمع
عضو مجلس الشورى (سابقاً)

د. حسن بلــة الأمـين
أستاذ طب الأسرة والمجتمع
كلية الطب.جامعة الملك فيصل

التنمية
السباعي
SUBAI DEVELOPMENT

منظمة
الصحة العالمية

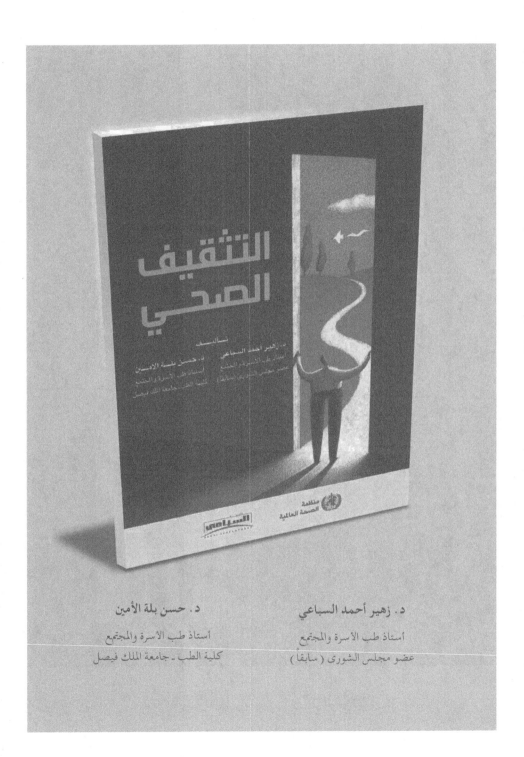

التثقيف الصحي

تأليف

د. زهير أحمد السباعي
أستاذ طب الأسرة والمجتمع
عضو مجلس الشورى (سابقاً)

د. حسن بلة الأمين
أستاذ طب الأسرة والمجتمع
كلية الطب ـ جامعة الملك فيصل

منظمة الصحة العالمية

قامت منظمة الصحة العالمية - المكتب الإقليمي
بالمراجعة العلمية للكتاب

بسم الله الرحمن الرحيم

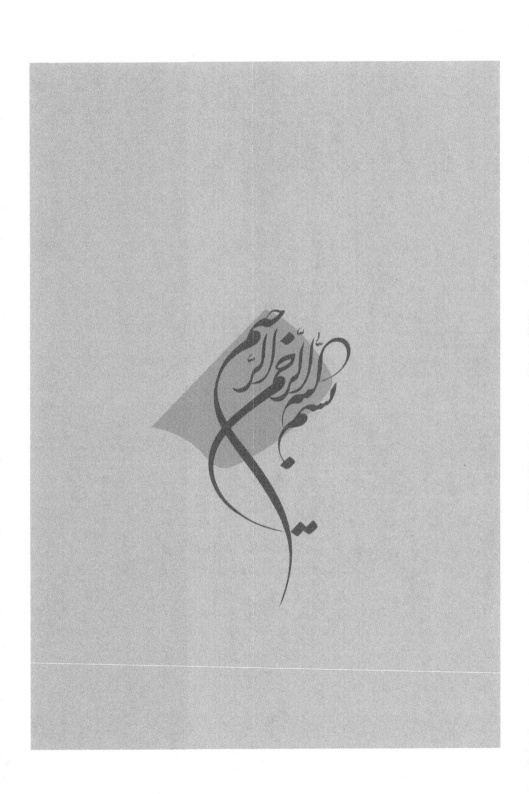

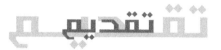

تقديم

دعاني كل من أخي وصديقي الأستاذ الدكتور زهير أحمد السباعي، والزميل الدكتور حسن بلة الأمين، إلى تقديم هذا الكتاب، ورحبت بهذه الدعوة التي اعتبرتها تكريماً لي لمعرفتي بالمستوى الرفيع الذي تتميز به نشاطات الزميلين الفاضلين.

وبعد أن أطلعت على فصول الكتاب أدركت القيمة العلمية التي سيضيفها بفصوله الستة إلى المكتبة العربية عامة وإلى المهتمين بالقطاع الصحي خاصة.

لقد سلك المؤلفان في هذا الكتاب أسلوباً علمياً ونهجاً بحثياً ملتزماً، ويبدو ذلك واضحاً من مسيرة الكتاب، حيث تعرضا لأهداف ووسائل وأساليب التثقيف الصحي، وطرحا منهجاً واضحاً بأهداف محددة تتحقق بوسائل مُعرَّفة ومتفق عليها علمياً. ذلك هو نهج المؤلفين في طرح الأفكار، وقد استخدما أسلوب الحوار للإجابة على الأسئلة التي قد تتبادر إلى ذهن القارئ.

موضوع الكتاب هو دعوة للوقاية من المؤثرات السلبية على الصحة العامة أياً كان مصدرها وراثياً أم بيئياً، وأهمية التثقيف الصحي في عالمنا اليوم لا تقتصر على فئة دون أخرى ولا تنحصر في بيئة دون غيرها مهما تباينت.

لذا لزم أن تكتب مصادر الثقافة الصحية بلغة سليمة واضحة كي تكون في متناول الجميع وهذا ما نجح في طرحه المؤلفان، حيث وضعا نصب أعينهما أن مادة الكتاب يجب أن تخاطب أوسع شريحة في المجتمع حتى يصل مشروع التثقيف الصحي لأهدافه المرجوة. ونجح المؤلفان في اختيار اللغة المناسبة وليس هذا بغريب عليهما فقد عرف عنهما الاجتهاد في تعريب الطب والدعوة إليه دعوة هادئة أهلهما لها تخصصهما في «طب الأسرة والمجتمع» والذي يجب أن تبدأ به أولى خطوات التعريب. استمتعت بقراءة المسودة ووجدتها منهجاً علمياً متميزاً في التوعية والتثقيف الصحي.

أ. د يوسف الجندان
مدير جامعة الملك فيصل

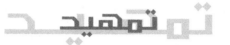

تمهيد

يعالج هذا الكتاب موضوعا نعتقد أنه من الأولويات وأن الجميع يحتاجون إليه، ليس فقط أولئك الذين يعملون في المجال الصحي المدرسي، ولكن أيضا الكثيرين ممن ترتبط أعمالهم أو نشاطاتهم بصورة مباشرة أو غير مباشرة بالصحة العامة. ولقد اعتمدنا في هذا الكتاب على مبدأ التعلم الذاتي والتعلم النشط، ليس فقط لأنه سمة العصر، لكن أيضا لأن التعلم الذاتي من تراثنا وعقيدتنا، فنحن أمة أول ما نزل عليها من الوحي الإلهي ﴿ ٱقْرَأْ ﴾، ولم تترك ﴿ ٱقْرَأْ ﴾ على إطلاقها، بل قرنت بالتدبر والتفكر والتعقل، ﴿ لِقَوْمٍ يَتَفَكَّرُونَ ﴾، ﴿ لِقَوْمٍ يَعْقِلُونَ ﴾.

مفهوم التعلم الذاتي يقوم على مبدأ أن الإنسان - بغض النظر عن مستواه التعليمي - بمقدوره أن يأخذ بنفسه من المعارف ما يستطيع استيعابه وتحليله، ثم استخدامه لخير نفسه والآخرين. ولا يعني التعلم الذاتي الاستغناء عن المعلم، فمن تمامه الرجوع لأصحاب الخبرة والعلم، ولكنه يعني زيادة الاعتماد على النفس في القراءة والتحصيل العلمي. وقد أصبح التعلم الذاتي اليوم في الجامعات المتميزة هو الوسيلة الأساسية للتعلم، ليس فقط العلم النظري، بل العلم التطبيقي أيضا، وهو أسلوب يقلل سنوات الجلوس على مقاعد الدرس، ولعله الأنسب لأولئك الذين نالوا قسطا لا بأس به من التعليم الأساس.

يضم هذا الكتاب فصولا عن الثقافة الصحية والتثقيف الصحي تحتوي على أكثر ما يحتاجه من سيقوم بنشر الثقافة الصحية بين طلاب المدارس، وفي بعض فصوله عرض

لأساليب تدريب الآخرين على التثقيف الصحي، ولقد حرصنا على وضع مجموعة من التمارين العلمية التي من خلالها يمكن تطبيق المادة النظرية.

ينطبق وصف «السهل الممتنع» على التثقيف الصحي لأن الجميع يتحدث عنه وعن أهميته دون أن يتبع ذلك بالضرورة ممارسة ناجحة. ولا شك أن التثقيف الصحي يمثل حجر الزاوية في التغيير الإيجابي لسلوك الأفراد والمجتمعات، كما أنه واحد من أهم العناصر الأساسية في الرعاية الصحية الشاملة إن لم يكن أهمها جميعا. دور التثقيف الصحي لا يقف عند إعطاء المعلومة أو إيصال المعرفة، وإنما يتعدى ذلك إلى تغيير الاتجاه والسلوك، ومن هنا تأتي صعوبته.

التثقيف الصحي لا يمارس بالصورة الصحيحة في أغلب المؤسسات التعليمية، إما لأن المعلمين وهم أقرب الناس إلى الطلاب لا يجدون الوقت الكافي للقيام به، أو لأنهم لا يستشعرون أهميته، أو لأنهم غير مدربين عليه التدريب السليم. وقد يكون السبب الأخير هو السبب الرئيس.

الهدف من إخراج الكتاب في طبعته الثانية هو تعريف العاملين في مجال الخدمات الصحية والتعليمية خاصة، والقارئ المثقف عامة بمفهوم وأهداف ووسائل التثقيف الصحي، من أجل ذلك أدخلنا بعض التعديلات لتتناسب مع هدف الكتاب كما أضفنا في ثنايا الكتاب مواضيع للنقاش وتمارين قد يرى القارئ أن يضرب عنها صفحا، بيد أن الدارس للتثقيف الصحي سيجدها مهمة لإثارة النقاش مع زملائه من الدارسين، كما سوف يجد فيها وسيلة للتعلم الذاتي.

نرجو الله تعالى أن يؤدي هذا الكتاب رسالته في إثارة الاهتمام بالتثقيف الصحي وأن يسهم في تنمية قدرات العاملين في المجالين الصحي والتعليمي وفي تعزيز الصحة.

المؤلفان

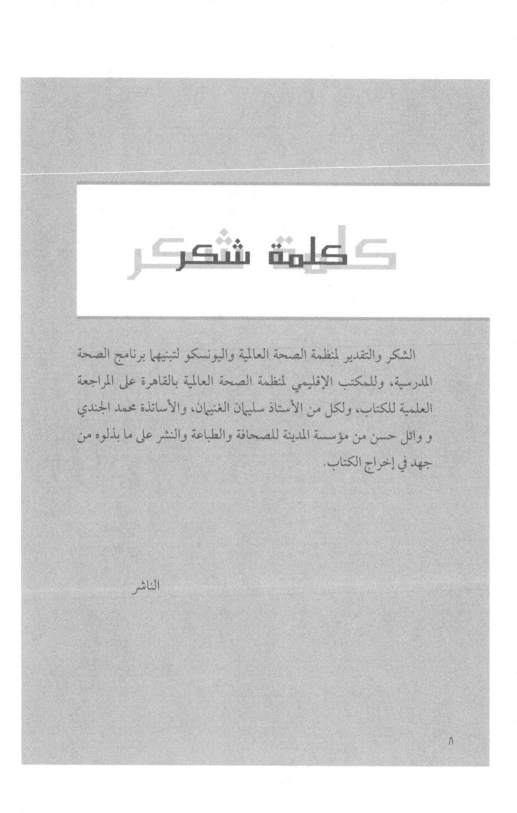

كلمة شكر

الشكر والتقدير لمنظمة الصحة العالمية واليونسكو لتبنيهما برنامج الصحة المدرسية، وللمكتب الإقليمي لمنظمة الصحة العالمية بالقاهرة على المراجعة العلمية للكتاب، ولكل من الأستاذ سليمان الغنيمان، والأساتذة محمد الجندي و وائل حسن من مؤسسة المدينة للصحافة والطباعة والنشر على ما بذلوه من جهد في إخراج الكتاب.

الناشر

الباب الأول
أهداف ومبادئ
التثقيف الصحي

- نشأة وتطور التثقيف الصحي
- لماذا التثقيف الصحي؟
- المواضيع التي يتناولها المثقف الصحي
- من المستهدف بالتثقيف الصحي؟
- وسائل التثقيف الصحي
- متى يتم التثقيف الصحي؟
- دواعي النجاح في التثقيف الصحي المدرسي

أهداف ومبادئ التثقيف الصحي

عندما يتصدى المثقف الصحي لقضية ما ينبغي له أن يثير عدة تساؤلات ويحاول أن يجيب عليها. تتلخص هذه التساؤلات في الآتي:

لماذا.....؟ ماذا....؟ من....؟ لمن....؟ كيف....؟ أين....؟ متى....؟

سيجد القارئ أن الكتاب الذي بين يديه يثير مثل هذه التساؤلات، أما الإجابة عليها فسوف يأتي بعضها في ثنايا الكتاب بينما يأتي بعضها من الدارسين أنفسهم، خاصة بعد أن فتح «الانترنت» المجال واسعا للبحث فيه عن المعلومة الصحية باللغتين العربية والانجليزية، وهذا يعني أن تعلم الدارسين لن يكون سلبيا وإنما هو تعلم إيجابي يتعاملون فيه مع المواضيع التي قرأوها، ويفكرون ويتناقشون حولها، ويثرون هذا التفكير والنقاش بتجاربهم الخاصة وقراءاتهم.

قبل أن نستطرد في الحديث عن تلك المواضيع علينا أن نعرّف الصحة، هناك أكثر من تعريف للصحة نختار منها واحدا، وهو التعريف الذي أطلقته منظمة الصحة العالمية. يقول التعريف: «الصحة ليست مجرد الخلو من المرض وإنما هي حالة من التكامل الجسدي والنفسي والعقلي والاجتماعي». هذا التعريف للصحة يدل على شموليتها، وأنها تتناول الإنسان ككل، جسده ونفسه وعقله، كما تهتم بعلاقة الإنسان بالمجتمع الذي يحيط به ومدى تلاؤمه معه.

الصحة ليست مجرد الخلو من المرض، وإنما هي حالة
من التكامل الجسدي والنفسي والعقلي والاجتماعي
منظمة الصحة العالمية

ولنمض الآن قدما في عرض تلك التساؤلات التي ينبغي أن نثيرها كلما تصدينا لقضية من قضايا التثقيف الصحي.

ما مبررات التثقيف الصحي (لماذا)؟ ما المواضيع التي يجب أن نتطرق إليها (ماذا)؟ من الذي يقوم بعملية التثقيف (من)؟ إلى من نتوجه بالتثقيف الصحي (لمن)؟ ما الوسيلة التي تستخدم في ذلك التثقيف (كيف)؟ ما الوقت المناسب لذلك (متى)؟ ما المكان المناسب لذلك (أين)؟

وقبل أن نسترسل في الإجابة على تلك التساؤلات، فإننا نود أن نقدم نبذة سريعة عن نشأة التثقيف الصحي وتطوره.

نشأة وتطور التثقيف الصحي:

فكرة التثقيف الصحي فكرة قديمة قدم الإنسان، فقد وجد الحكماء والأطباء في مختلف العصور أن المطلوب هو حفظ الصحة وليس فقط مداواة المرضى. ولايكون حفظ الصحة إلا بإتباع نصح الحكماء والأطباء، ويمكن أن نلتمس بدايات التثقيف الصحي في كتابات الأولين من الأطباء العرب والمسلمين، أولئك الذين أسهموا إسهاما كبيرا في تطور الطب وفي جمعه من مختلف المصادر والإضافة إليه. وقد قيل:«كان الطب مشتتا فجمعه الرازي وناقصا فأتمه ابن سينا»، وكشأن كثير من التخصصات الطبية الحديثة لم يصبح التثقيف الصحي علما يتخصص فيه الدارسون إلا منذ عهد قريب.

وقد حفلت كتابات الأطباء العرب والمسلمين بالكثير مما يمكن اعتباره من أساسيات التثقيف الصحي، وعمرت كتبهم بالنصائح والتوجيهات التي لم تفقد

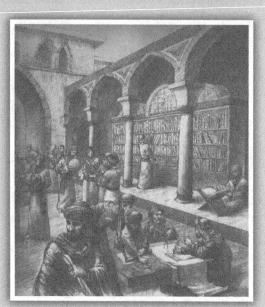

كان للمسلمين دور بارز في العلوم الطبية حتى أن كتب الرازي وابن سيناء كانت تدرس في أوروبا في العصور الوسطى، وقد أبدعوا في التأليف والترجمة والاكتشاف في مجالات الجراحة والعيون والطب الباطني.

معناها حتى اليوم، بل إن كثيرا من هذه النصائح تم إثبات صحته علميا بما توصل إليه العلم الحديث بالتجربة. وهناك نماذج عديدة لا يمكن حصرها من هذه النصائح منها قول الرازي: «مهما قدرت أن تعالج بالأغذية فلا تعالج بالأدوية، ومهما قدرت أن تعالج بدواء مفرد فلا تعالج بدواء مركب»، ومنها نصيحة تياذوق طبيب الحجاج بن يوسف الثقفي: «لا تأكل من اللحم إلا فتيا ولا تأكله حتى يتم طبخه، ولا تشربن دواء إلا من علة، ولا تأكل عليه شيئا، ولا تحبس الغائط والبول، وإذا أكلت في النهار فنم، وإذا أكلت في الليل فتمشَّ ولو مائة خطوة».

ويقول الرازي: «إذا كان الطبيب عالما والمريض مطيعا فما أقلّ لبث العلة».

وإذا كانت القاعدة الأساسية في التثقيف الصحي هي مساعدة الناس على تحسين

سلوكهم بما يحفظ صحتهم، فإن تعاليم الإسلام يمكن أن تعتبر أعظم مرجع في هذا المجال، وبإمكاننا اعتبار كثير من جوانب الهدي الإسلامي نوعا من التثقيف الصحي، إذ أن خير الإنسان وسعادته في هذه الدنيا والآخرة مرتبطان بمدى التزامه بهذا الهدي.

وقد حفل القرآن الكريم والسنة النبوية المطهرة بالكثير من الهدي المرتبط بصحة الإنسان، والأمثلة على ذلك كثيرة، منها، ﴿وَكُلُواْ وَاشْرَبُواْ وَلَا تُسْرِفُواْ﴾ (الأعراف ٣١) و﴿إِنَّ اللَّهَ لَا يُغَيِّرُ مَا بِقَوْمٍ حَتَّىٰ يُغَيِّرُواْ مَا بِأَنفُسِهِمْ﴾ (الرعد ١١). وقول الرسول ﷺ: «إذا سمعتم بالطاعون بأرض فلا تدخلوها وإذا حل بأرض وأنتم فيها فلا تخرجوا منها»، و«النظافة من الإيمان» إلى غير ذلك مما لا يمكن حصره في هذه النبذة عن تاريخ نشأة التثقيف الصحي. فهناك هدي في الصحة الشخصية، وهدي في صحة البيئة وصحة الغذاء وصحة المجتمع..الخ.

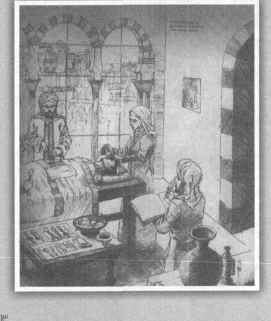

عبر التاريخ الإسلامي كان للمرأة دور رئيس في معالجة المرضى والعناية بهم.

ولعل تطور التثقيف الصحي إلى ما هو عليه الآن تم خلال العقود الأخيرة من هذا القرن، إذ ارتبط تطوره بالتقدم السريع في العلوم والتقنية الحديثة وفي وسائل الإعلام. أحدث هذا التطور ثورة عظمى ضاعفت من إمكانية التثقيف الصحي وقبوله لدى المستفيدين.

وقد تزايد الاهتمام بموضوع التثقيف الصحي في الآونة الأخيرة في الغرب، وكتبت فيه مؤلفات عديدة، بل أصبح في بعض المؤسسات التعليمية الطبية تخصصا مستقلا بذاته. وأصبح هناك فئة المثقفين الصحيين المهنيين أو المحترفين.

١ - لماذا التثقيف الصحي؟

كلنا بحاجة إلى التثقيف الصحي، كبارا وصغارا رجالا ونساءً، الأمي والمتعلم منا على السواء ولنضرب لذلك أمثلة.

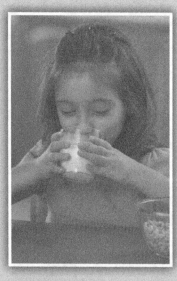

الطفل في سنواته الأولى في المدرسة يحتاج إلى التثقيف الصحي ليعرف مثلا أن البلهارسيا المتوطنة في القرية خطرة وتؤدي إلى مضاعفات، وأنها قد تنتقل إليه إذا خاض أو سبح في الماء الملوث، وأن عليه ألا يفرغ فضلاته عند تجمعات المياه، وقد يحتاج معلمه إلى هذه المعلومات نفسها، لكن بصورة أخرى وبمستوى مختلف.

التغذية السليمة يمكن أن توضع أسسها وقواعدها مبكراً في حياة الفرد من خلال البيت والمدرسة.

والأم الحامل قد تكون في حاجة إلى أن تعرف أهمية الانتظام في زيارة الطبيب أثناء الحمل وأن يكون غذاؤها مناسبا يكفي حاجتها وحاجة طفلها، كما قد تحتاج إلى معرفة أهمية الإرضاع الطبيعي لطفلها، لكن مستوى المعلومات وطريقة إيصالها تختلف من أم لأخرى تبعا لدرجة تعليمها ومستواها الثقافي ووضعها الاجتماعي والاقتصادي.

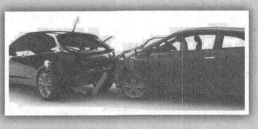

وسائق السيارة يحتاج إلى معرفة أهمية استعمال حزام الأمان للوقاية من مضاعفات الحوادث، وضرورة الالتزام بقواعد المرور لتجنب الإصابات، وعدم القيادة تحت تأثير المخدرات والكحول.

كما أن الأستاذ الجامعي قد يحتاج إلى معرفة أهمية الرياضة البدنية للحفاظ على صحته، وضرورة أن يكون هناك توازن بين عمله وراحته ورياضته، والقيمة الغذائية الموجودة في أصناف الطعام، وخطورة الدهون على القلب والشرايين.

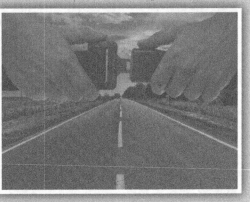

والعامل الحرفي قد يحتاج إلى الإلمام بكل هذه المعلومات ولكن بمستوى آخر يتلاءم مع ثقافته واحتياجاته.

حزام الأمان..
يقي من مضاعفات الحوادث

مما سبق يتضح لنا أنه لا يوجد فرد في أي مجتمع ليس في حاجة إلى أن يعرف أكثر مما يعرف فعلا عن أسباب المشكلات الصحية وطرق الوقاية منها.

(حاول أن تجد أمثلة من واقع الحياة عن فئات من الناس تحتاج إلى التثقيف الصحي وأذكر طرفا من المواضيع التي يحتاجونها).

ننتقل الآن إلى محاولة تحديد أهداف التثقيف الصحي. كثيرة هي العبارات التي صيغت لمحاولة تحديد أهداف التثقيف الصحي، منها على سبيل المثال لا الحصر:

«يهدف التثقيف الصحي إلى تمكين الناس من تحديد مشكلاتهم الصحية واحتياجاتهم».

«هدف التثقيف الصحي هو مساعدة الناس على أن يستخدموا أفضل الوسائل لتطوير صحتهم».

«التثقيف الصحي هو العملية التي تستخدم فيها وسائل التعليم والاتصال لكي ننقل للناس (الأفراد والمجتمعات) المعرفة حيال الوقاية من الأمراض وعلاجها، بحيث يمكنهم استخدام هذه المعرفة لتطوير صحتهم وصحة أسرهم ومجتمعاتهم».

نتبين من الأهداف السابقة للتثقيف الصحي معنى مشتركا وهو «مساعدة الناس على مساعدة أنفسهم»، وهذا هو بيت القصيد في التثقيف الصحي.

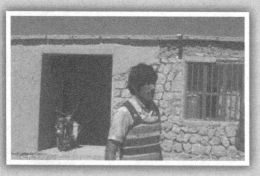

في مشروع رعته منظمة الصحة العالمية في إيران كانت مهمة المثقف الصحي الخروج إلى الحقل لتدريب القرويين على إنشاء المراحيض في بيوتهم والحصول على المياه النقية عبر أنابيب من نبع المياه.

عمل المثقف الصحي لا ينحصر داخل المبنى الذي يعمل فيه، وإنما يمتد ليشمل المجتمع الذي يحيط به.

على أفراد المجتمع أن يكونوا إيجابيين، وأن تكون لهم مشاركة حقيقية في الارتقاء بمستواهم الصحي، وهذا ما ستتحدث عنه بالتفصيل في الفصول المقبلة من الكتاب إن شاء الله، وخير مثال لتوضيح أهمية مساعدة الناس لأنفسهم (اعتمادهم عليها بعد الله) ذلك المثل الصيني الذي يقول: «أعط رجلا سمكة تكون قد كفيته قوت يومه، وغدا قد يغدو شحاذا. علم رجلا كيف يصطاد تكون قد كفيته قوت عمره وسيعلم الآخرين».

ولماذا نذهب بعيدا وبين أيدينا كتاب الله الحكيم:

﴿إِنَّ اللَّهَ لَا يُغَيِّرُ مَا بِقَوْمٍ حَتَّىٰ يُغَيِّرُوا مَا بِأَنفُسِهِمْ﴾ (الرعد ١١).

أعط رجلا سمكة وتكون قد كفيته يومه وفي الغد ربما مد يده للسؤال

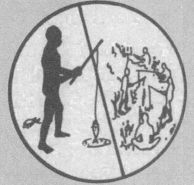

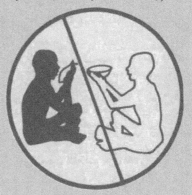

علم رجلا كيف يصطاد السمك تكون قد كفيته طعامه طول حياته، وإذا أحسنت تعليمه فسينطلق ليعلم الآخرين

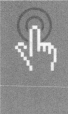

حاول أن تجيب على الأسئلة السابقة وأن تجد العلاقة بين الإصابة بهذا المرض أو ذاك وبين سلوك الإنسان. حاول كذلك أن تذكر أمراضا أخرى لها علاقة بسلوك الإنسان ثم اطرحها للنقاش، مركزا في نقاشك على إيضاح السلوك الخاطئ الذي يؤدي إلى الإصابة بهذه الأمراض

كلنا يعرف أن هناك عاملين أساسيين وراء حدوث الإصابة بالأمراض هما: الوراثة والبيئة. وجل الأسباب البيئية لها علاقة بسلوك الإنسان سواء كان ذلك السلوك فرديا أو جماعيا. لذا فإن سلوك الإنسان هو العامل الرئيس الذي يحدد مستوى صحته ومرضه.

دعونا نضرب أمثلة لذلك بإثارة بضعة تساؤلات، ولنحاول أن نجيب على هذه التساؤلات بأنفسنا.

لماذا يصاب الإنسان بالبلهارسيا؟

لماذا يصاب الإنسان بالأمراض التناسلية؟

لماذا يصاب الإنسان بحوادث المرور؟

لماذا يصاب الإنسان بارتفاع ضغط الدم؟

لماذا يصاب الإنسان بمرض السكري؟

لماذا يصاب الإنسان بفقر الدم المنجلي؟

من خلال التفكير والمناقشة ستجد أن أكثر الأمراض تصيب الإنسان نتيجة لسلوك خاطئ يقوم به أو بيئة غير صالحة تحيط به (وهي في أغلب الأحيان من فعله أو فعل غيره)، وقد يظن البعض أننا لا نملك شيئا حيال عوامل الوراثة، بيد أن هذا غير صحيح، فكثيرة هي الأمراض الوراثية التي تنتقل إلى الأبناء إذا كان أحد الأبوين أو كلاهما مريضا بمرض ما أو لديه استعداد وراثي للإصابة به، وتزداد نسبة انتقال الأمراض الوراثية إلى الأبناء من خلال زواج الأقارب، ومن ثم يمكن للإنسان أن يتفادى توريثها لأبنائه إذا أحسن اختيار شريكة حياته «تخيروا لنطفكم فإن العرق دساس».

الخلية عالم زاخر بمكونات الحياة ومن بينها الصفات الوراثية.

هذا يعني أن الإنسان إذا غير سلوكه الخاطئ إلى سلوك صحيح فإنه قمين - إذا أذن الله - بأن يقي نفسه من الإصابة بكثير من الأمراض.

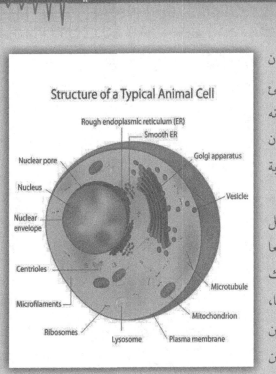

ولا نقول كل الأمراض فهناك قطعا أمراض لا يملك الإنسان حيالها شيئا، ولكننا نتحدث عن الغالبية العظمى من الأمراض، وفي النهاية يجب أن نؤمن بأن لكل داء دواء كما قال رسول الله ﷺ: «تداووا عباد الله فإن الله لم ينزل داء إلا أنزل له دواء إلا الهرم» رواه الإمام أحمد في مسنده.

وهنا يبرز سؤال، هل يكفي لكي يتقي الإنسان مشكلة مرضية أن يعرف أسبابها وطرق الوقاية منها؟ الجواب لا. فالمعرفة وحدها لا تكفي. قد أعرف أن هناك خطرا ما يتهددني، ولكنني لسبب ما لا أتفاداه وبالتالي فإني لا أستفيد من هذه المعرفة في تغيير اتجاهي وسلوكي، ولنضرب أمثلة لذلك من واقع الحياة.

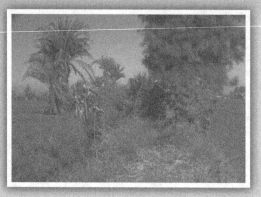

البيئة المحيطة بالإنسان تحدد إلى حد بعيد عوامل الصحة والمرض

كـان أحـد المؤلفين يجري بحثا عن البلهارسيا بمنطقة عسير في جنوب المملكة وذهب إلى قرية من القرى فيها مجرى ماء للبحث عن قواقع البلهارسيا، وكان معه سائق شاب ذكي لماح، لاحظ السائق أن الباحث يلتقط قواقع البلهارسيا من مجرى الماء بالملقاط ثم يضعها في أنبوبة زجاجية، فعرض عليه أن يساعده، وافق الباحث وذهب يشرح للسائق أن الماء قد يكون ملوثا، ومن ثم عليه أن يكون حريصا حتى لا تبتل يداه بالماء، وأعطاه ملقاطا وأنبوبة زجاجية، وعلمه كيف يبحث عن قواقع البلهارسيا بين الأعشاب المائية وتحت الحجارة، وأن يضعها بحرص في الأنبوبة الزجاجية. أخذ السائق يعمل بحماس شديد بدون أن تقع قطرة ماء على يده إلى أن آذنت الشمس بالمغيب، فإذا به يشمر عن يديه وساقيه ويخوض في الماء ليغتسل. لا شك أن هذا السائق تكونت لديه المعرفة بأن هذا الماء قد يكون ملوثا، ولكن تلك المعرفة لم تتطور إلى اتجاه أو سلوك.

ولنضرب مثلا آخر، كان أحد المؤلفين يلقي ذات يوم محاضرة عن أخطار التدخين وعلاقته بأمراض الرئة، خاصة السرطان، وبعد أن انتهت المحاضرة التي عرض فيها أفلاما وشرائح تحذر المستمعين من أخطار التدخين، خرج إلى خارج القاعة وإذا به يجد بضعة من الشباب الذين أعدوا لهذه المحاضرة ورتبوا لها واقفين

يدخنون السجائر، لا شك أن المعرفة قد تكونت لديهم عن أخطار التدخين، ولكن هذه المعرفة لم تتحول إلى اتجاه أو سلوك، ولعل أغلب المدخنين ـ إن لم يكونوا كلهم ـ على علم بالتحذير المكتوب على علب السجائر... ومفاده أن التدخين مضر بالصحة، ومع هذا فإنهم يتجاهلونه.

قد يخطئ من يظن أن التثقيف الصحي عملية سهلة وبسيطة، تهدف فقط إلى تغيير المعرفة لدى الناس، فالتثقيف الصحي من أصعب الأشياء إذا أخذنا في الاعتبار أنه يهدف ليس فقط إلى إيصال المعرفة، لكن إلى تغيير السلوك كذلك.

الفصل الدراسي من أفضل الأماكن للتثقيف الصحي

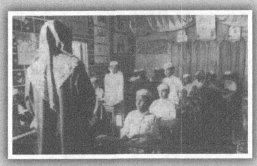

الفصل الدراسي مكان صالح للتثقيف الصحي، خاصة إذا روعي فيه الحوار والنقاش وإبداء الآراء، وإذا ما اكتسب التلميذ في هذه المرحلة عادات صحية سليمة، فإنها جديرة بأن تصبح جزءا من حياته، ويمكن لبرامج الرعاية الصحية أن تتخلل مواد العلوم والأحياء والدين والرياضة البدنية، فإذا كان مدرسو تلك المواد على وعي بالقواعد الصحية في السلوك استطاعوا أن يؤثروا في تلاميذهم إيجابا بالقدوة الحسنة.

ومن هنا علينا أن ندرك التحدي الذي يواجه المثقف الصحي حتى يصل إلى الهدف الذي يسعى إليه، وهو تغيير السلوك الخاطئ إلى سلوك صحي، أو بتعبير آخر مساعدة الناس على مساعدة أنفسهم.

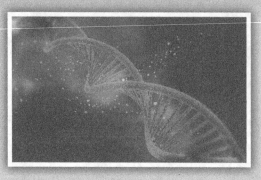

الصبغات الوراثية في الخلية تحمل الاستعداد لبعض الأمراض، وتأتي البيئة والسلوك الشخصي ليظهرا هذه الأمراض أو يخفيانها

ويمكننا أن نشبه عملية التثقيف الصحي المتكاملة بمثلث متساوي الأضلاع، ضلع لاكتساب المعلومات (المعرفة)، وضلع لغرس وتأصيل القيم المرتبطة بتلك المعلومات (الاتجاه)، والضلع الأخير لتطبيق تلك المعلومات (السلوك).

ولقد تمت ممارسة التثقيف الصحي عبر التاريخ بوسائل وطرق مختلفة، ولكن أهميته تزايدت إلى حد كبير في السنوات الأخيرة، خاصة بعد القرار الذي اتخذته منظمتا الصحة العالمية واليونيسيف والدول الأعضاء المنتمية إليهما في عام ١٩٧٨م، وينص هذا القرار على أن الرعاية الصحية الأولية هي الوسيلة الرئيسة لتحسين صحة الأفراد والمجتمعات، وأنها هي الأساس لتحقيق هدف الصحة للجميع في عام ٢٠٠٠ ميلادية، كما ينص على أن التثقيف الصحي هو أحد العناصر الأساسية في الرعاية الصحية الأولية. وما تلى ذلك من قرارات وتوصيات بشأن التثقيف الصحي في المدارس وأنه أساس لبناء السلوك الصحي السليم لدى الطلاب وما أكدته التجارب العملية من أهمية دور المعلم في نشر الوعي الصحي بين طلابه.

انطلاقا من تلك الأهمية فإن التثقيف الصحي الهادف يعد من أهم الوسائل المستخدمة للارتقاء بالمستوى الصحي للفرد والمجتمع، خاصة المجتمع المدرسي، كما أن وزارات الصحة في كثير من دول العالم تعطي التثقيف الصحي أهمية قصوى، فهو يأتي على رأس القائمة في المناشط الأساسية الثمانية للرعاية الصحية.

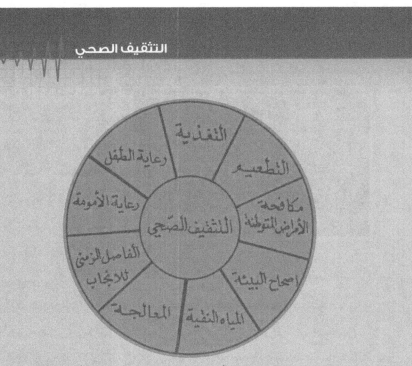

(التطعيم/ التغذية/ رعاية الطفل/ مكافحة الأمراض المتوطنة/ التثقيف الصحي/ رعاية الأمومة/ إصحاح البيئة/ الفاصل الزمني للإنجاب/ المياه النقية/ المعالجة.. إلخ) عوامل بيئية تحدد مستوى الصحة لدى الفرد.

التثقيف الصحي عنصر مهم يتخلل كل عناصر الرعاية الصحية الأولية، كذلك فإن التثقيف الصحي يسهم في إزالة الحواجز التي تفصل بين المؤسسات التي لها تأثير مباشر أو غير مباشر على صحة الإنسان، والتي تضم فيما تضم التعليم والزراعة والصحة والبلديات، مما يحقق فكرة التكامل بين تلك المؤسسات في الرعاية الصحية.

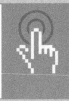

طالما أن الحديث قد تطرق إلى الرعاية الصحية، فإنه يستحسن أن يدور حوار حول ماهية الرعاية الصحية الأولية والرعاية الصحية المدرسية من حيث مفهومها وأهدافها وموقع التثقيف الصحي منها

٢ – المواضيع التي يتناولها المثقف الصحي:

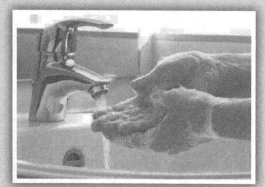

يجب أن يتصل موضوع التثقيف الصحي باحتياجات الناس

ليس هناك حدود للمواضيع التي يمكن أن يتناولها المثقف الصحي، إذ يستطيع أن يتناول أي موضوع له علاقة بالصحة بشرط أن يتناسب هذا الموضوع مع حاجة الفرد أو المجموعة المستهدفة للتثقيف الصحي، كما يشترط أن يكون الموضوع متصلا بحياة الناس، وله علاقة وثيقة بهم، بحيث يستقطب اهتمامهم، فإذا ما توفرت هذه الشروط في أي موضوع فهو موضوع مناسب للتثقيف الصحي.

فعلى سبيل المثال ليس من المناسب أن يتحدث المثقف الصحي إلى مجموعة من البدو الرحل عن أضرار لحم الخنزير لأنه لا يوجد أساسا في بيئتهم ولا يعرفونه، فما الحاجة إذاً إلى إثارة موضوع لا يمت لهم بصلة، أو أن يتحدث إلى فئة من سكان المدينة عن أخطار الآبار المكشوفة وأنها عرضة للتلوث لأن مثل هذه الآبار لا توجد في بيئتهم، أو أن يتحدث كذلك عن تلوث الهواء بمخلفات المصانع لأهل قرية لم تر مصنعا في حياتها.

أذكر نماذج لمواضيع صحية من المناسب إثارتها بين طلاب المدارس

لو سألت مجموعة من الناس من هو المثقف الصحي؟ لاختلفت إجاباتهم. قد يرى البعض أن المثقف الصحي شخص يجب أن يكون حاصلا على شهادة في التثقيف الصحي مثل الدبلوم أو البكالوريوس أو الماجستير، وقد يرى البعض الآخر أن المثقف الصحي هو أي فرد يعمل ضمن الفريق الصحي سواء كان الطبيب أو الممرض أو الممرضة أو الزائرة الصحية أو فني المختبر أو المراقب الصحي. وقد يرى فريق ثالث أن المثقف هو أي إنسان نال حظا من التدريب وقادر على التعبير عن نفسه، وآخرون قد يرونه في المعلم بين تلاميذه.

ما رأيك أنت؟ أي هذه الأقوال أصح؟ برر إجابتك؟

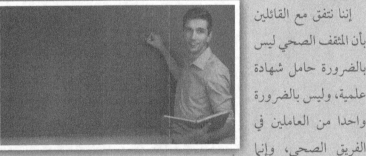

أي إنسان لديه المعلومة الصحية وقادر على التعبير عن نفسه يمكن أن يكون مثقفاً صحياً بعد شيء من التدريب

إننا نتفق مع القائلين بأن المثقف الصحي ليس بالضرورة حامل شهادة علمية، وليس بالضرورة واحدا من العاملين في الفريق الصحي، وإنما هو أي إنسان نال حظا من التدريب وقادر على أن يعبر عن نفسه. معنى ذلك أن المعلم وإمام المسجد، وشيخ القرية، والقابلة، والسائق، والفرد العادي في المجتمع، كلهم مؤهلون لأن يكونوا مثقفين صحيين إذا ألموا ببعض القضايا الصحية إلماما كافيا، وكانوا قادرين على التعبير عن التثقيف الصحي بالكلمة المسموعة أو المقروءة.

وإليك بعض الأمثلة:

كان هناك سائق يعمل مع فريق مكافحة البلهارسيا في منطقة الباحة، ورغم أنه رجل أمي لا يقرأ ولا يكتب إلا أنه على قدر من الذكاء وقوة الملاحظة والقدرة على التفاعل مع القضايا التي تحيط به، وعلى مدى شهور من العمل مع فريق مكافحة البلهارسيا استطاع أن يعرف أسباب المرض والظروف البيئية التي تساعد على انتشاره، ومن هم أكثر الناس عرضة للإصابة به، وما هي الوسائل التي يمكن اتخاذها للوقاية منه. عرف كل ذلك من خلال احتكاكه بالعاملين في المشروع، بالإضافة إلى اهتمام المشرف على حملة المكافحة بتوجيهه. وبعد فترة كان قادرا على مساعدة الفريق، فكلما ذهبوا إلى منطقة من المناطق التي تنتشر فيها البلهارسيا، تصدى للناس يشرح لهم هذا المرض، والأسباب المؤدية إلى الإصابة به، وعواقبه، وكيفية الوقاية منه.

وبطبيعة الحال، فإننا نفترض صحة المعلومات التي لديه، وإذا وثقنا من ذلك ـ وهو ليس بالأمر الصعب ـ استطعنا أن نقول أنه مثقف صحي.

في إحدى جولاتنا الميدانية مع طلاب كلية الطب في قرى الأسياح بالقصيم، كان علينا أن نعرف الأمهات بالأسلوب الصحيح الذي ينبغي لهن إتباعه في تغذية الأطفال وأهمية الإرضاع الطبيعي، وكان لدينا مجموعة من الأفلام والشرائح المصورة، ولكن لم يكن لدينا متسع من الوقت لعملية التثقيف الصحي، واهتدينا إلى فكرة وهي أن نستقطب بعض مدرسات المدرسة في أوقات فراغهن وندربهن على عرض الأفلام الصحية التي معنا، ونشرح لهن محتواها ومضمونها، وفعلا خلال يومين دربناهن على عرض هذه الأفلام، وعلى مدى أسبوعين قمن - متطوعات - بعرضها على الأمهات في المركز الصحي، كما تولين شرحها والتعليق

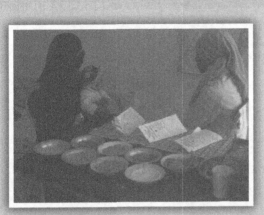

المثقفة الصحية في أحد المراكز الصحية جعلت وسيلتها لتثقيف الأمهات حيال التغذية الصحيحة أن وضعت أمامها عينات من أصناف الغذاء المتوفر محليا لتشرح عليها القيمة الغذائية. الكلمة وحدها قد توصل المعلومة، ولكن النقاش والممارسة الفعلية يهيئان الإنسان لتبني السلوك الصحي.

عليها بموضوعية وكفاية.

مثال ثالث: ظل طبيب المركز الصحي في إحدى القرى يحاول أن يقنع الأهالي بأهمية تطعيم الأطفال ضد الحصبة دون جدوى. فالناس يعتقدون أن الحصبة مرض طفيف لا يصيب الطفل بأذى، وليس هناك ضرورة للتطعيم ضده. وعندما عجز الطبيب عن أن يصل بأفكاره إلى الناس ذهب إلى إمام وخطيب الجامع وشرح له خطورة مرض الحصبة، خاصة إذا أصاب طفلا سيء التغذية، وإن اللقاح ضد الحصبة قد يقي الطفل من مخاطرها، واقتنع إمام الجامع بوجهة نظر الطبيب، وتحدث عن هذا الموضوع في خطبة الجمعة، فاقتنع الناس بحديثه، وأخذوا أطفالهم إلى مراكز التطعيم.

هذه أمثلة محدودة لما يمكن أن يقوم به أفراد المجتمع مشاركة منهم في التثقيف الصحي.

أذكر أمثلة لما يمكن أن يقوم به الرائد الصحي في المدرسة في عملية التثقيف الصحي.

٣- من المستهدف بالتثقيف الصحي؟

قلنا في بداية هذا الحديث أن كل إنسان في حاجة إلى التثقيف الصحي، يستوي في ذلك الكبير والصغير، والعالم والجاهل، والرجل والمرأة.

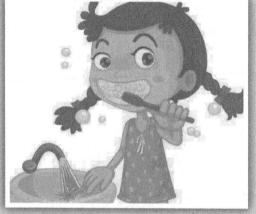

فعلى سبيل المثال، طالب المدرسة الابتدائية قد يحتاج إلى أن يعرف أهمية تنظيف الأسنان لتجنب التسوس، وفي الوقت نفسه قد يحتاج مدرسه أن يعرف شيئا عن تأثير التغذية على نمو الأطفال أو أثر البيئة في صحتهم.

الطفل.. يمكن أن ينال حظا من التثقيف الصحي بصورة مناسبة.. خاصة بأسلوب اللعب أو الحكاية

والمرأة الأمية قد تجهل القيمة الغذائية للخضراوات والفاكهة، والمرأة المتعلمة قد تجهل آثار زيادة الكوليسترول على القلب والشرايين، وفي الوقت الذي قد تحتاج فيه الأم الحامل إلى معرفة أهمية التردد على عيادة الحوامل، قد يحتاج زوجها إلى معرفة أضرار التدخين، وقد يحتاج أبوها الشيخ إلى إدراك أهمية الكشف الطبي الدوري لتفادي مشكلات الشيخوخة.

ناقش حاجة طلاب المدرسة إلى التثقيف الصحي، تبعا لمستوى تعليمهم وسنهم وجنسهم.
أعط أمثلة على ذلك

٤ – وسائل التثقيف الصحي:

يعد هذا الموضوع من أهم مواضيع التثقيف الصحي، خاصة إذا تذكرنا أنه «ليس المهم ما نقوله ولكن كيف نقوله»، إذ يجب أن يتم التثقيف الصحي بأسلوب مبسط وموضوعي ومشوق، والوسائل التي تستخدم في التثقيف الصحي متعددة ومتباينة، واختيارها يخضع لعوامل كثيرة منها:

من الذي يقوم بالتثقيف الصحي؟ ولمن توجه الرسالة؟

وما الموضوع المطروح؟ وما الإمكانات المتوفرة؟

فقد يتم التثقيف الصحي عن طريق المحادثة، أو الوسائل السمعية والبصرية، أو وسائل الإعلام، أو بأكثر من وسيلة من تلك الوسائل. وقد يوجه إلى الفرد أو المجموعة الصغيرة أو الجماعة الكبيرة، ولكل حال من هذه الأحوال لبوسها، ولنضرب بضعة أمثلة:

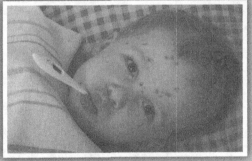

مرض الجدري قضي عليه بحمد الله، وكان التثقيف الصحي من أهم الوسائل التي أسهمت في مكافحته

كلنا نعرف أن مرض الجدري قد قُضي عليه بحمد الله وتوفيقه، في جميع أنحاء العالم، ولم تكن مكافحته أمرا سهلا وميسورا، لكن جهودا كثيرة تضافرت للقضاء عليه، وكانت إحدى وسائل القضاء عليه التثقيف الصحي، إذ كان الهدف هو توعية الناس بأسباب هذا المرض وطرق انتشاره ومكافحته إلى جانب

الحوار المباشر له أكبر الأثر في تبني اتجاهات صحية سليمة

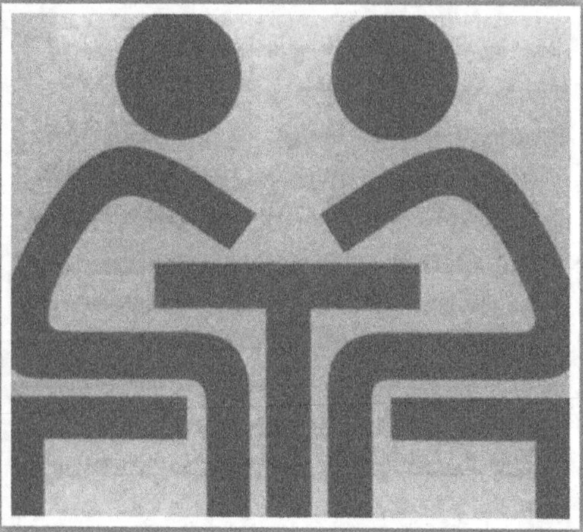

تقصي الحالات المرضية، واستخدمت لذلك طرق متعددة، منها المحادثات الفردية واللقاءات الجماعية، ووسائل الإعلام، مثل الراديو، والتلفزيون والصحافة، وكان العاملون في حملة المكافحة في المناطق الموبوءة يحملون صورا لمرضى الجدري يبرزونها للناس في الأسواق والمحلات العامة، ويسألونهم عما إذا كانوا قد رأوا مثل هذه الحالة التي في الصورة وأين؟ ذلك حتى يستطيع عاملو الصحة أن يصلوا إلى المرضى ويمارسون أعمال المكافحة.

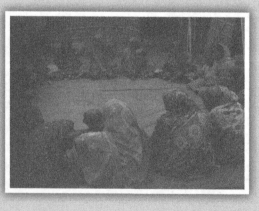

في بعض قري الهند قامت المثقفة الصحية بتدريب الأمهات على تغذية الأطفال، اعتمد التدريب على الممارسة العملية بأن تقوم الأمهات بإعداد وجبات الطعام لأطفالهن بطريقة صحيحة تحت إشراف بدلا من إلقاء المحاضرات عليهن.

وهناك طريقة فعالة من طرق التثقيف الصحي وهي التي تعتمد على الحوار المباشر بين المثقف الصحي والمستهدف لهذا التثقيف، كما أن هناك طريقة أخرى من أجدى الطرق في التثقيف الصحي، ألا وهي الممارسة، والتي يحل فيها العمل محل الكلام، فعلى سبيل المثال كانت مشكلة سوء التغذية في بعض قرى الهند مستفحلة بين الأطفال نتيجة لجهل الأمهات بالقيمة الغذائية لمواد التغذية المتوفرة محليا، وقام العاملون في مركز للرعاية الصحية بتنفيذ مشروع بنيت فكرته على أن تحضر الأمهات أطفالهن المصابين بسوء التغذية إلى المركز الصحي، على أن يتناوبن إعداد وجبات غذائية للأطفال تحت إشراف الممرضة المدربة، مستخدمات المواد الغذائية الموجودة محليا، ومن خلال الممارسة تعلم الأمهات أفضل الوسائل لإعداد الوجبات الغذائية لأطفالهن، وانعكست الفائدة على جميع أفراد الأسرة فيما بعد.

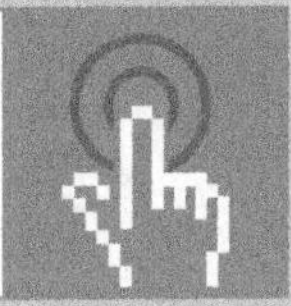

أذكر بعض الوسائل التي يمكن أن تستخدم في التثقيف الصحي في المدرسة واشرح مدى تأثيرها وقارن بين الوسائل المختلفة

٥ - متى يتم التثقيف الصحي؟

يمكن أن يتم التثقيف الصحي في أي وقت، ولكنه يصبح أكثر فعالية إذا تم في وقت ملائم لظروف المستهدف للتثقيف الصحي واحتياجاته، فمثلا

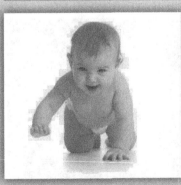

تثقيف الأم بطرق العناية بمولودها بعد الولادة مباشرة يعطي أثراً فعالاً

ليس من المجدي أن نوجه برامج التثقيف الصحي للأطفال وهم يلعبون خارج المدرسة في حين أننا نستطيع أن نوصل لهم الرسالة التثقيفية داخل الفصل الدراسي، ومن الأولى أن تحدثهم عن مشكلة صحية يدور الحديث حولها في المجالس من أن تحدثهم عن مشكلة لا تمت إلى مجتمعهم بصلة.

أضرب أمثلة لمشكلات صحية يمكننا أن نستعرضها بين طلاب المدارس في أوقات يكونون فيها أكثر استعدادا لتلقي الثقافة الصحية

١ - دواعي النجاح في التثقيف الصحي المدرسي:

ينجح التثقيف الصحي عندما يكون مخططا له تخطيطا جيدا ويفشل بغير ذلك، وقد لا يستطيع الرائد الصحي في مجال التثقيف الصحي المدرسي تحقيق أهدافه إذا لم يدرك الحقائق التالية:

- يختلف الطلاب في احتياجاتهم الصحية، كما يختلفون في مدى قدراتهم على الاستيعاب، ولهذا فهم يحتاجون إلى وسائل مختلفة للتثقيف الصحي ومن ثم يجب أن يتغير أسلوب التثقيف الصحي ومحتواه بتغير المشكلات الصحية.
- ضرورة التخطيط الواعي والدقيق لمناشط التثقيف الصحي.

يجب الاستفادة في عملية التثقيف الصحي بما يستجد في مجالات العلوم النفسية والاجتماعية والسلوكية.

- أهمية العمل كفريق في مجال التثقيف الصحي.

ليس هناك أثر أعمق في حياة الأفراد والمجتمعات من أثر العقيدة الصحيحة والإيمان الصادق، فهما يبعثان الهمم ويشحذان العزائم ويسهلان الصعاب، ولذا كان لزاما علينا الاستفادة من قيم العقيدة الإسلامية ومبادئها في مجال التثقيف الصحي.

إن تعالم الإسلام زاخرة بالاهتمام بصحة المسلم، والآيات والأحاديث ذات الصلة بالصحة تطالعك بين حين وآخر في القرآن الكريم والسنة النبوية، فما أحرانا باستنهاض الهمم بما ورد من أوامر ونواهي ومستحبات بشأن الصحة، وإذا أردنا أن نستعرض ما تحفل به العقيدة من تعاليم في هذا المجال، فإنه يمكننا أن نعد سفرا بأكمله، ولكن نكتفي هنا بذكر بعض الأمثلة.

ففي الحث على النظافة - وهي من الأساسيات في تحسين صحة الناس والبيئة - جاء في الحديث «النظافة من الإيمان»، و«الطهور شطر الإيمان».

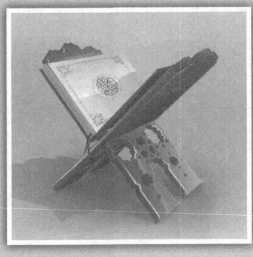

وفي النظافة الشخصية يقول المولى عز وجل: (وثيابك فطهر) (المدثر٤).

وفي نظافة الفم والأسنان «السواك مطهرة للفم مرضاة للرب» (رواه الطبراني في الأوسط).

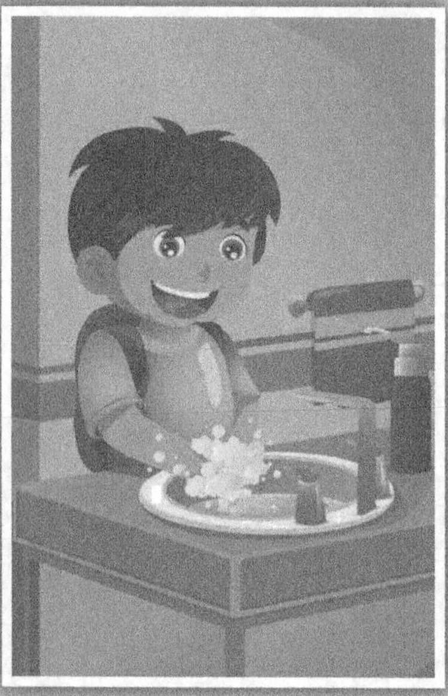

وفي صحة البيئة يقول النبي ﷺ: (اتقوا الملاعن الثلاث: التبول في الموارد، وفي الظل، وفي طريق الناس) (رواه أبو داود وابن ماجه)، ويقول ﷺ: (إماطة الأذى عن الطريق صدقة) (رواه البخاري).

وفي الصحة البدنية يقول عمر بن الخطاب رضي الله عنه:«علموا أولادكم الرماية والسباحة وركوب الخيل».

وفي الصحة النفسية يمنع الإسلام كل أسباب التوتر كالمقامرة وتعاطي الكحول، وسنأتي بالتفصيل على أمثله كثيرة في الفصول المقبلة من الكتاب.

حاول أن تذكر بعض النصوص من الكتاب والسنة والتي يمكن الاستشهاد بها في مجال التثقيف الصحي.

الباب الثاني

مجالات التثقيف الصحي

- الفصل الأول: التثقيف الصحي العام
- الفصل الثاني: التثقيف الصحي المدرسي
- الفصل الثالث: التثقيف الصحي الغذائي

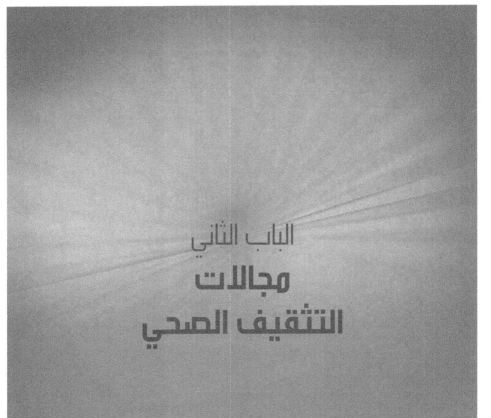

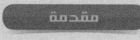

مقدمة

تعرضنا في الفصول السابقة لبعض القواعد المهمة في مجال التثقيف الصحي، وعرضنا إلى أن التثقيف الصحي يجب أن يسبقه فهم جيد لدور المثقف الصحي، وفهم لسلوك الناس، تمهيداً لمساعدتهم على تحسين هذا السلوك أو تغييره بصورة إيجابية، وتعرضنا كذلك لأهمية إقامة العلاقات الطيبة مع الناس لكسبهم وتشجيعهم على المشاركة لكي تنجح عملية التثقيف الصحي.

هناك مراحل مهمة في التخطيط لعملية التثقيف الصحي المدرسي، تبدأ بمرحلة جمع المعلومات، ومن ثم تحديد الأهداف والوسائل، والتعرف على الموارد، والحصول عليها، وأخيرا مراجعة عملية التخطيط.

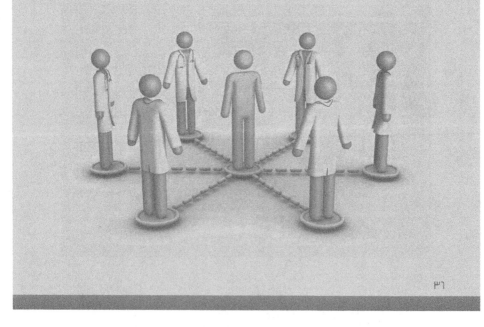

الفصل الأول: التثقيف الصحي العام

التثقيف الصحي العام هو التثقيف الموجه للمجتمع بكل قطاعاته، ولا شك أن هذا المجال من مجالات التثقيف الصحي مهم للمعلم، إذ أن دوره وإن كان قائما أساسا على توجيه طلابه وتثقيفهم وتربيتهم إلا أنه يمتد إلى أفراد المجتمع وإلى أسرة الطالب، حيث أن المدرسة جزء لا يتجزأ من المجتمع وعضو من أعضائه.

من هنا تأتي أهمية التعرف على أساليب التثقيف الصحي العام، ذلك أن التثقيف الصحي موجه لأفراد المجتمع وبالتالي على المثقف الصحي معرفة خصائص المجتمع الذي يتفاعل معه، والمشكلات الصحية القائمة فيه، والأولويات من بين هذه المشكلات، ووضع خطة التثقيف الصحي وأهدافها.

يدخل في باب التثقيف الصحي العام الرسائل الصحية الموجهة عبر البرامج التلفزيونية، لكل فئات المجتمع، أو لفئات معينة كالأمهات والأطفال أو العمال والزراع والصناع وأصـحـاب المـهـن الأخرى، كما يمكن أن توجه لبعض الفئات الخاصة كالمعوقين.

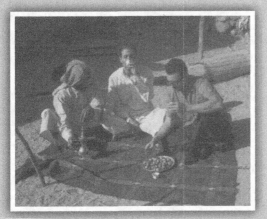

يجب على المثقف الصحي أن يخالط الناس ويتعرف على عاداتهم وتقاليدهم ومشاكلهم لكي يصوغ أسلوبه بطرق مناسبة

أذكر نماذج من الطرق والوسائل التي تصلح للمجتمع
القروي وأخرى تصلح لمجتمع المدينة

ويدخل في باب التثقيف الصحي العام ما يمكن أن يتم على مستوى المجتمع المحلي كمجتمع القرية أو الحي، باستخدام طرق ووسائل شتى من أحاديث صحية وعروض إيضاحية وملصقات وشرائط مسجلة ومعارض وصحافة ومجلات ومنشورات وقصص وأمثال... الخ. ولا بد من انتقاء الطريقة أو الوسيلة المناسبة لكل مجتمع، فالمجتمع البدوي أو القروي يحتاج لأساليب تختلف عن تلك التي تناسب مجتمع المدينة وهكذا.

من المثقف الصحي؟

عادة ما يقوم بالتثقيف الصحي العام الموجه للمواطنين في البلد الواحد متخصصون إعلاميون أو صحيون أو العاملون في الحقل الصحي أو أفراد المجتمع بعد أن ينالوا حظا من التدريب.

ولكي تنجح عملية التثقيف الصحي العام على مستوى المجتمع ككل، لا بد أن تتوافر بعض العوامل المهمة منها:

– استقطاب القادة والشخصيات المؤثرة فيه لكسب ثقة الناس وتعاونهم.

– لا بد أن يكون الناس على علم بالمشكلة وما يجري لعلاجها أو الوقاية منها، لضمان مشاركتهم.

– الحرص على إشراك غالبية الناس، ولتحقيق ذلك تتخذ الإجراءات المناسبة مثل إنشاء اللجان الصحية وغيرها.

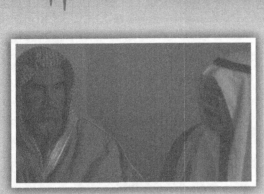

على المثقف الصحي أن يتواصل مع وجهاء القوم سواء في المدينة أو القرية لكي يجعلهم عونا له في أداء رسالة، قد يكون أحدهم شيخ العشيرة أو إمام المسجد أو عمدة الحي أو غير هذا وذاك ممن يعرف عنه الحكمة والتأثير على من حوله.

والمقصود بقادة المجتمع أو أصحاب الرأي فيه أولئك الذين يحترمهم الناس ويستجيبون لهم، بل ويقبلون نصحهم والقيام بأي عمل يطلبونه، ويرجع احترام الناس لهؤلاء القادة إلى خصائص فيهم، مثل القدرة على التعامل مع الناس والبراعة في مجال العمل وسعة الخبرة أو الشهرة، وعادة ما يتمتع هؤلاء بالحكمة والرشد. ولا بد من التعرف عليهم، منهم إمام المسجد،، وعمدة القرية أو المدينة، ومدير المدرسة، والتاجر المعروف وغيرهم.

عند اتصالنا بأصحاب الرأي يجب ألا نبدأ بعرض آرائنا ومقترحاتنا على الفور، بل يجب أن نستمع إليهم ونتعرف على أفكارهم فيما يمكن أن يُحسن صحة المجتمع وندعوهم بلطف إلى تأييد أو تبني أفكارنا وبرامجنا من أجل تحسين الصحة، وعلينا أن نعامل أصحاب الرأي هؤلاء بما يستحقونه من احترام، فإذا لمسوا هذا الاحترام منا، فإنهم سيتجاوبون مع أفكارنا وبرامجنا، وربما طرحوا هم أنفسهم اقتراحات بناءة ومن ثم كان ذلك أدعى لأن يتبنوها.

حاول أن تحدد بعض القادة المحليين أو أصحاب الرأي في منطقتك من الرجال والنساء.

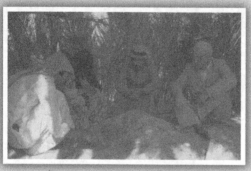

على المثقف الصحي أن يبحث ويتعرف ويسمع ويرى قبل أن يصوغ برامجه الصحية

هناك أيضا دور مهم للعاملين في الهيئات والجمعيات المحلية والأندية في عملية التثقيف الصحي العام. علينا إثارة اهتمامهم بعقد الاجتماعات معهم، وألا نفرض عليهم آراءنا أو نلح عليها حتى لا يتشككون في نياتنا، ولكي يقبلوا على التعاون معنا بروح عالية، كما يجب علينا توضيح المسؤوليات التي نتوقع منهم القيام بها، وإذا احتاج بعضهم للتدريب قمنا به، ويجب ألا يتجاوز دورنا دور المستشار أو المعاون وليس دور الذي يصدر الأوامر والتعليمات، وعلينا أن نتذكر دائماً أن هدفنا هو مساعدة الناس على مساعدة أنفسهم.

في حالة وجود هيئات قائمة كالأندية والجمعيات، فليس هناك حاجة إلى بناء مؤسسات أو هياكل جديدة لها، وما علينا إلا الدخول معها في المهمة مباشرة، أما إذا كان المطلوب تكوين هيئة جديدة كلجنة أصدقاء الصحة مثلا، فلا بد من البدء في تكوين الهيكل الإداري من غير تدخل مباشر أو فرض رأي، فقط تكون مهمتنا توضيح الحاجة إلى قيادة وأنشطة ومشروعات وإلى إشراك الناس.

من النشاطات التي يمكن أن تقوم بها لجنة أصدقاء الصحة، جمع المعلومات عن صحة

حدد الهيئات والجمعيات والأندية في منطقتك وكيفية إشراكها.

المجتمع، والتعرف على المشكلات الصحية وأسبابها مع اقتراح الحلول والتخطيط لهذه الحلول، ثم مناقشتها مع المعنيين بالأمر من العاملين في مجال الصحة لتحديد الأولويات ووضع الأهداف والتعرف على الموارد، ثم استنفار المجتمع لتحقيق الأهداف.

مشاركة المجتمع في التثقيف الصحي العام:

علينا أن نحرص دائما على إشراك أفراد المجتمع في أي نشاط صحي لضمان نجاحه، ولنتذكر أننا مهما نجحنا في استقطاب الناس فلا بد أن بعضهم لن يتمكن من المشاركة لسبب أو آخر، إما لأنه لم يعلم بالأمر أو أن الدعوة وجهت له متأخرة، أو أن مشاركته في نشاط سابق لم تحظ بالتقدير المناسب، أو لعدم موافقته على بعض بنود الخطة، أو أن ظروفه العائلية لا تمكنه من المشاركة..الخ، ويمكن الرجوع إلى الفصول التي أوضحنا فيها كيفية تشجيع المجتمع على المشاركة في التثقيف الصحي.

هناك مبررات كثيرة يمكن أن يسوقها الناس لعدم المشاركة في برامج التثقيف الصحي، ولعل هذه فرصة لكتابة قائمة بالأسباب المحتملة لعدم مشاركة الناس.

يعتمد التثقيف الصحي العام على استغلال الموارد المتاحة وبخاصة الموارد البشرية ونعني بذلك مشاركة أفراد المجتمع، ولا شك أن المقدرة على مخاطبة المجتمع تشكل حجر الزاوية في نجاح أو فشل التثقيف الصحي العام.

أذكر أمثلة للكيفية التي يمكن أن تشرك بها المجتمع في برامج التثقيف الصحي العام.

الفصل الثاني: التثقيف الصحي المدرسي

تمثل المدارس مكانا مناسباً وفعالاً للتثقيف الصحي، وذلك للأسباب التالية:

- يشكل الأطفال في عمر المدرسة في أغلب البلدان النامية حوالي ربع السكان، فالهرم السكاني لدولة كالمملكة العربية السعودية وغيرها من الدول العربية يشكل الأطفال فيه حوالي ٤٥٪ من المجموع الكلي للسكان، وإذا ما حذفنا من هذا الرقم الأطفال دون سن الخامسة الذين عادة ما يشكلون نحو ٢٠٪ من تعداد السكان، يتبقى لنا حوالي ٢٥٪ منهم أطفالا في سن الدراسة. حجم هذه الشريحة من السكان يبرر الاهتمام بالمدرسة كمكان للتثقيف الصحي.
- تمثل هذه الشريحة مجموعة هائلة يمكن الوصول إليها بيسر بحكم وجودها بين جدران المدرسة، وهو ما لا يتيسر عند محاولة الوصول لشرائح المجتمع الأخرى.

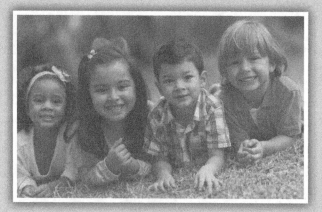

يشكل الأطفال في سن المدرسة حوالي ٤٥٪ من السكان.. وفي هذه السن تغرس المبادىء والقيم والمفاهيم الصحية.

– نتائج التثقيف الصحي لدى الأطفال تكون عادة أفضل منها في الكبار، وكما يقول المثل «التعلم في الصغر كالنقش في الحجر».

– المعلمون قادة مؤثرون، وإذا أعددناهم إعدادا جيداً لنقل رسائل التثقيف الصحي لأطفال المدارس، نكون قد استفدنا من مورد بشري هائل، وفي كل المجتمعات يلعب المعلمون دورا اجتماعيا كبيرا، ليس فقط بين جدران المدرسة، وإنما أيضاً خارجها.

– أطفال اليوم هم رجال ونساء الغد. ومن هذا المنطلق إذا نظرنا إلى طلاب المدارس كمنتفعين من عملية التثقيف الصحي فهم يحتاجون إلى معرفة:

- السلوك الصحي السليم.
- الوقاية من الأمراض.
- التصرف في حالة المرض.

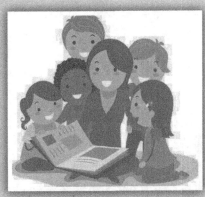

– الصغار أكثر قبولا للأفكار الجديدة من الكبار، وبالتالي يسهل غرس الأفكار التي تساعدهم على مساعدة أنفسهم ومساعدة الغير في الأمور الصحية.

تعليم طلاب المدارس المعارف الصحية أمر في غاية الاهمية

– تعليم الطلاب المعارف الصحية أمر عظيم الجدوى، ذلك إذا كانت طرق التعليم مشوقة ومقنعة، وإذا كان المعلمون هم القدوة بالنسبة للطلاب.

– يمكن الاستفادة من المناهج المدرسية استفادة قصوى في نقل الرسائل الصحية والسلوك الصحي، ذلك لأن المعلومات الصحية أو التي يمكن أن تعتبر بمثابة

تثقيف صحي يمكن دمجها في المنهج الدراسي في شتى المواد، فمثلا يمكن دراسة الحشرات الطبية والنباتات ذات القيمة الغذائية في منهج العلوم، والاستفادة من دروس اللغة العربية لنقل رسائل عن الصحة والمرض والوقاية، كما أن مواد التاريخ والجغرافيا والتعبير والإملاء والخط ونصوص القرآن والسنة جميعها يمكن الاستفادة منها في نقل الثقافة الصحية للطلاب.

ولعل من أهم مبررات التثقيف الصحي في المدارس استخدام طلاب المدارس كمثقفين صحيين يسهل عن طريقهم الوصول إلى الأسر والمجتمعات. وقد أدى هذا إلى أن ينشأ برنامج مبتكر للتثقيف الصحي عن طريق أطفال المدارس هو برنامج (من الطفل للطفل)، ولأهمية فكرة البرنامج وإمكانية الاستفادة منه في المجتمعات العربية فسنتناوله بشيء من التفصيل.

أذكر أي مبررات أخرى لأهمية التثقيف الصحي المدرسي.

برنامج «من الطفل للطفل»:

برنامج عالمي، يستهدف تعليم أطفال المدارس وتشجيعهم على الاهتمام بصحة أخوانهم وأخواتهم الأصغر سنا، أو أطفال المجتمع الآخرين، وقد برز البرنامج إلى حيز الوجود في عام ١٩٧٩م، كأحد نشاطات العام الدولي للطفل، كما صادف ذلك العيد العشرين لإعلان حقوق الطفل، غير أن فكرة البرنامج سبقت عام ١٩٧٩م، إذ تم التعاون لتنفيذ هذه الفكرة بين معهد صحة الطفل ومعهد التربية بجامعة لندن، وأعقب ذلك مؤتمرات واجتماعات ثنائية بين وزارات التعليم والصحة في كثير من أقطار العالم. تقوم الفكرة على الاستفادة من طلاب المدارس كمثقفين صحيين مشاركين في تقديم

العناية الصحية لإخوانهم الأصغر سنا، ليس ذلك فحسب، وإنما لأطفال المجتمع ككل وربما للآباء والأمهات.

يقوم البرنامج على نشاطات وقائية وعلاجية مبسطة تلائم الوضع المحلي، يتم شرحها وتعليمها لتلاميذ المدرسة بواسطة معلميهم، بحيث ينقلونها إلى بيوتهم وعائلاتهم في القرية أو الحي. لا يستهدف البرنامج توحيد النشاطات، بل يقدم نشاطات مختلفة يمكن اختيار المناسب منها، وهي نشاطات يغلب عليها التثقيف الصحي بأسلوب مشوق ومرفه، تشجع طلاب المدرسة على الاكتشاف والاستطلاع، وعلى النقاش فيما بينهم في مجموعات صغيرة مكونة من ثمانية إلى عشرة طلاب في كل مجموعة، كما تعتمد

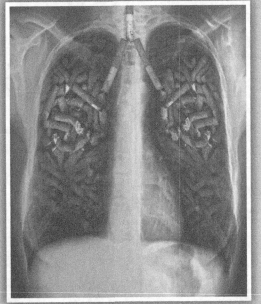

على إعداد البرامج الصحية في المدرسة وخارجها، ويشترك المعلمون والطلاب إلى جانب العاملين في المجال الصحي في هذه البرامج، ويقوم الطلاب بمتابعتها وتقييمها بأنفسهم، وبطرح العديد من التساؤلات التي يحاولون الإجابة عليها.

الصورة إلى جانب الكلمة وسيلة هادفة للتثقيف الصحي

نماذج من الأسئلة التي تطرح:

كيف نرى أنفسنا وصحتنا؟

ماذا نعرف عن أنفسنا؟

كيف تعمل أجسامنا وأجهزتنا الداخلية؟

كيف ينمو الإنسان؟

كيف يمكننا الاعتناء بالجسم والأعضاء (الجلد، العين، الأذن..الخ)؟

نماذج من البرامج الصحية التي يدرب الأطفال على تخطيطها وتنفيذها:

- الاهتمام بصحة الجيران والحي والبيئة.

- القيام بدور الكشافين الصحيين.

- نشر الوعي حيال الوقاية من الحوادث.

- رعاية الأطفال المصابين بالإسهال.

- رعاية الأطفال المرضى.

- تناول طعام أفضل.

- غرس عادات صحية أفضل.

- العناية بالأسنان.

- أهمية وسلامة اللعب والألعاب.

فكرة برنامج الطفل ليست غريبة على المجتمع العربي، إذ أن التقاليد الطيبة في بلادنا تشجع على مساعدة الأطفال للأبوين ومساعدة البنات لأمهاتهن في العناية بإخوانهن الأصغر سنا، ويمثل هذا تدريبا على الأمومة تحتاجه البنت عند بلوغها عمر الإنجاب.

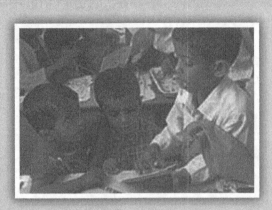

صورة من برنامج من الطفل إلى الطفل الذي طبقته اليونسيف في كثير من دول العالم ومنها اليمن. البرنامج يركز على نشر مبادئ الثقافة الصحية من الأطفال لمن هم أصغر منهم سنا، كل ما يحتاجونه هو شئ من التدريب والتوجيه والتشجيع.

لبرنامج «من الطفل للطفل» أبعاد وفوائد جمة منها:

- يتعلم الأطفال من بعضهم بعضا، ويعلم بعضهم بعضا، ولا شك أن ذلك تجسيد لمبدأ المعرفة والمهارات.
- يجعل المدرسة تقترب أكثر من المجتمع.

يشجع البرنامج الأطفال على معرفة دورهم المهم في الحفاظ على صحة الأسرة، وأنه بإمكانهم الإسهام فيه.

- يعتمد البرنامج على أسلوب التشويق في التعليم.

اكتب قائمة ببعض الأفكار التي تصلح لنشاطات (من الطفل للطفل) وناقش إمكانية تطبيقها في المدارس مع زملائك.

برنامج «من الطفل للطفل» نموذج حي لكيفية الاستفادة من المدرسة في التثقيف الصحي، وعلى المخططين في مجال الرعاية الصحية والرواد الصحيين في المدارس

عمل كل ما يمكن عمله لاستثمار مقدرات الأطفال واستعدادهم للعطاء. علينا مراعاة أن يكون محتوى التثقيف الصحي مناسبا لكل مرحلة من مراحل التعليم ومتناسبا مع الأولويات الصحية، ولكي يتم ذلك بأسلوب علمي فلا بد من إتباع الخطوات التالية:

– تشخيص المشكلات الصحية في المجتمع.

– وضع الأهداف المحددة والأولويات.

– تعبئة الموارد واختيار الأساليب.

– وضع برنامج زمني للأنشطة.

– رصد التقدم والمتابعة.

– التقويم.

المدارس الابتدائية والمتوسطة:

لما كان التعليم الابتدائي والمتوسط إلزاميا في بلادنا، فلا بد من تضمين المناهج الدراسية مواد التثقيف الصحي التي تلائم أعمار الطلاب، يكون التركيز في هذه المرحلة ليس فقط على إمداد الطلاب بالمعلومات، ولكن أيضاً بتشجيعهم على تطبيق ما يتعلمونه لجني الحصيلة المطلوبة وهي غرس القيم الصحية:

المدارس الثانوية والتعليم العالي:

يجب استمرار التوعية الصحية في المدارس الثانوية ومرحلة التعليم العالي، ويكون ذلك على قدر الأعمار ومستوى النضج، ويجب ترسيخ مفهوم المعيشة الصحية من خلال الرياضة البدنية، وتأكيد أهمية الراحة والنوم وتنظيم الوقت.

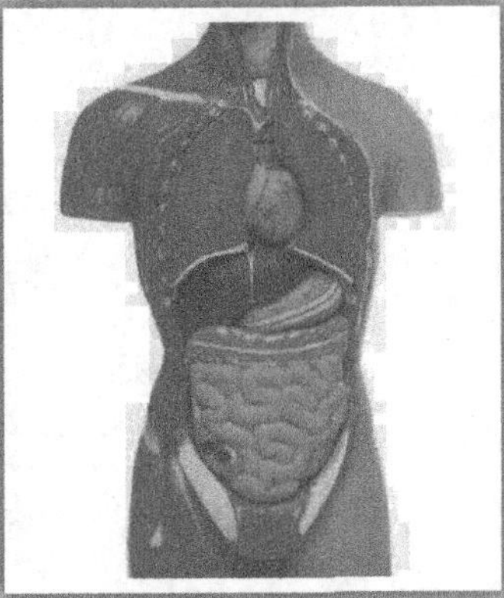

يمكن للمعلمين بشيء من التدريب إعداد الشرائح المصورة للاستعانة بها في برنامج التثقيف الصحي

الخلاصة:

- إعطاء التثقيف الصحي الوزن الكافي في المناهج التعليمية حسب المراحل الدراسية.
- تدريب المعلمين في هذا المجال.
- الاستفادة من العاملين في مجال الرعاية الصحية في مجال التثقيف الصحي المدرسي.
- على العاملين في مجال الرعاية الصحية مساعدة المعلمين على تصميم البرامج ووسائل الايضاح الملائمة مما يؤكد مبدأ كسر الحواجز بين المؤسسات الصحية والتعليمية.

العناية الخاصة بتعليم البنات وإعدادهن كأمهات المستقبل، لما لذلك من أثر مباشر في تقليل الأمراض والوفيات وتحسين الحالة الغذائية للأطفال.

راجع أنت وزملاؤك الامتحانات النهائية في مدارسكم لمعرفة ما إذا كانت تحتوي على أسئلة عن الصحة أم لا؟ وإذا كانت موجودة فما هي؟ وهل تشجع هذه الأسئلة الطلاب على التفكير أم أنها فقط أسئلة لتذكر المعلومات؟ كذلك راجع المنهج مع المدرسين في مدرسة ابتدائية ومتوسطة وثانوية لمعرفة ما إذا كان يحتوي على مادة التثقيف الصحي أم لا. واستخرج هذه المادة إن وجدت وناقش زملاءك فيما لو كانت المادة كافية وملائمة بالنسبة لكل مرحلة دراسية.

في ختام هذا الفصل نقدم لك قائمة ببعض المواضيع التي يمكن صياغة مواد للتثقيف الصحي حولها. ونأمل ان تكون هذه المواضيع محل تفكير ونقاش.

أ – الصحة الشخصية:

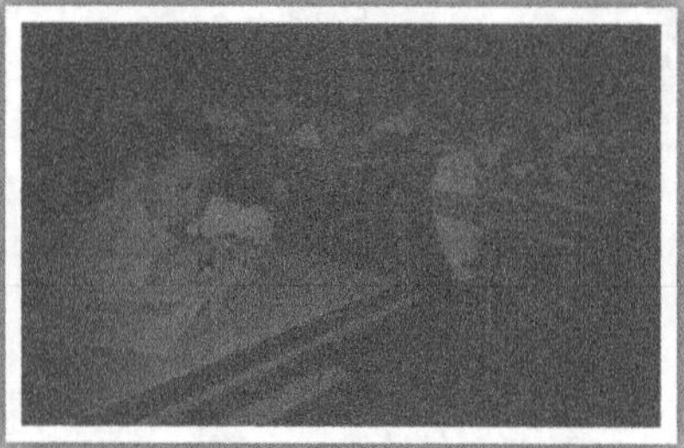

١ - النظافة الشخصية.

٢ - العناية بالعينين والأذنـين والأنف والأسنان.

٣ - الحاجة إلى اللعب والعمل معا.

٤ - اختيار الملابس والعناية بها.

الامتحانات ليست هي الوسيلة الأمثل لتقييم ما حصله الطالب من معلومات وما تربى عليه من سلوك.

ب – الأمراض السارية:

١ - الأمـراض الشائعة في عمر الدراسة.

٢ - أخطار الأمراض على الصحة.

٣ - كيف ينتشر المرض؟

٤ - كيف نمنع انتشار المرض؟

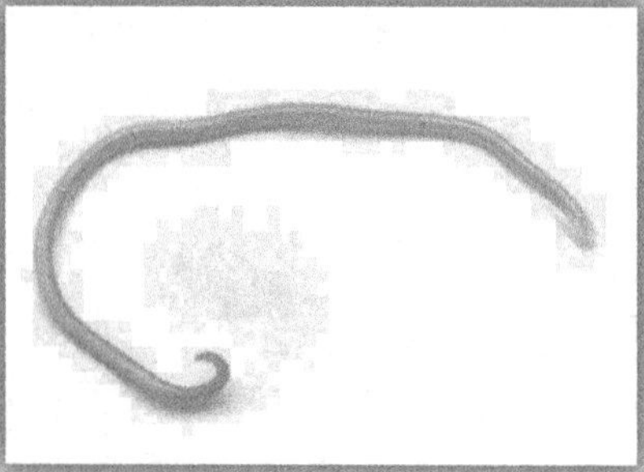

ديدان الاسكارس يمكن أن يدور حولها حوار عن أسباب المرض وطرق انتقاله والظروف البيئية التي تؤدي إليه ووسائل الوقاية منه

ج – صحة المجتمع:

١ - مصادر مياه الشرب - الجيدة والرديئة.

٢ - كيف نحافظ على نظافة المجتمع والتخلص من القمامة.

٣ - الاستعمال الصحيح للمراحيض.

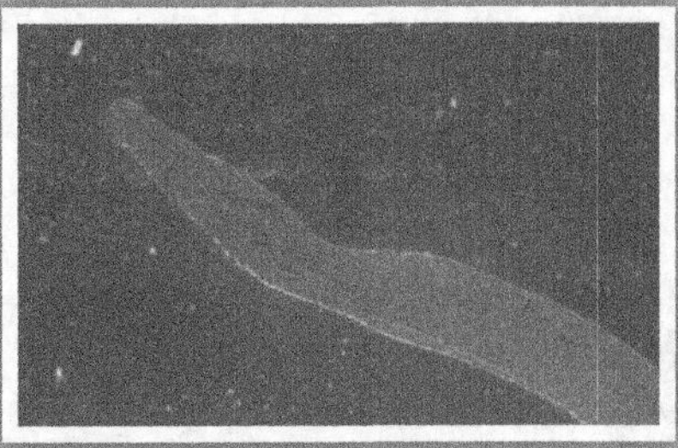

صورة بويضة طفيلي البلهارسيا يمكن إدارة حوار حولها عن
طرق الوقاية من المرض

د – التغذية:

١ – أنــواع ومصادر الغذاء في
المجتمع.

٢ – المجمـوعـات الأسـاسية
للأغذية.

٣ – مقصف المدرسة والعادات
السيئة في الغذاء.

هـ – دروس السلامة:

١- الحوادث الشائعة.

٢- أين ومتى ولماذا تقع الحوادث؟

٣- كيف نتجنب الحوادث في البيت والشارع والمدرسة؟

و – الصحة النفسية والاجتماعية:

١ – كيف نعرف حدودنا؟

٢ – كيف نختار أصدقاءنا؟

٣ – كيف نتعامل مع الغير في البيت والمدرسة وغيرها؟

٤ – كيف نتفاعل مع المشاكل؟

٥ – واجباتنا تجاه الجيران والزملاء والأصدقاء؟

ز – الحياة الأسرية:

١- بيئة البيت.

٢- المعاملات الأسرية والصحة.

٣- تربية الأطفال على السلوك الصحي .

ح– تركيب جسم الإنسان ووظائف أعضائه:

١- جسم الإنسان وكيف يعمل بتناسق.

٢- لماذا يجب الاهتمام بالصحة؟

٣- كيف نحافظ على صحة الجسم؟

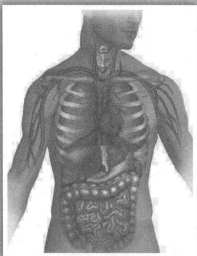

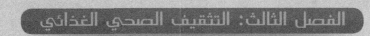

الفصل الثالث: التثقيف الصحي الغذائي

يعتبر الغذاء من أهم العوامل التي تؤثر سلبا أو إيجابا على حياة الإنسان، فالإفراط والتفريط يؤديان إلى المشكلات الصحية، فقلة الغذاء تؤدي إلى ضعف المناعة والنمو، والإفراط فيه يؤدي إلى السمنة وما تجره من مشاكل صحية، وهناك أعداد كبيرة تصل إلى مائتي مليون طفل في العالم مصابون بسوء التغذية الحاد أو متوسط الحدة. كذلك تعاني الأمهات من نقص الغذاء الذي يؤثر على صحة الأطفال، أما الكبار فنقص الغذاء يؤثر على أدائهم وإنتاجيتهم.

ولأهمية الغذاء وما يترتب على الإفراط والتفريط فيه من نتائج صحية سيئة كان لا بد أن يخصص له تثقيف صحي قائم بذاته، وهو ما يسمى «التثقيف الصحي الغذائي»، فالتطور السريع في أسلوب حياة الناس وهجراتهم المتواصلة من البادية والريف إلى المدينة قد يؤثر

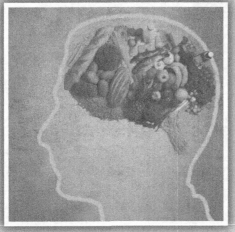

بصورة سلبية على الوضع الغذائي للصغار والكبار إذا لم تتم التوعية والترشيد لهم في موضوع التغذية، وأي تثقيف غذائي في المدرسة يجب أن ينطلق من أهداف الرعاية الصحية المدرسية ويشمل

الغذاء الصحي السليم ينمي العقل والجسد

ذلك فيما يشمل:

(أ) تحليل الوضع الغذائي للمجتمع:

لا بد للرائد الصحي في المدرسة أن يلم بالوضع الغذائي للمجتمع من حول المدرسة، وبخاصة:

- **العادات الغذائية:** - العادات والتقاليد المتعلقة بالغذاء، والأطعمة الشعبية وقيمتها الغذائية، وكيفية تناولها وإعدادها وتخزينها.
- الأشخاص والمنظمات التي يمكن أن تدعم التغذية في المدرسة كالجمعيات النسائية والأندية الاجتماعية.
- الوضع الاقتصادي والاجتماعي للأسر.

(ب) تحديد الحالة الغذائية للطلاب:

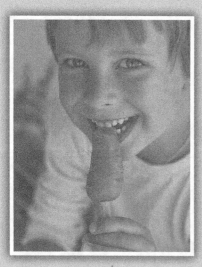

تمثل الحالة الغذائية للطلاب مؤشرا يمكن الاستعانة به لتحسين وضعهم الغذائي من جهة ولرفع المستوى الصحي بالمدرسة من جهة أخرى، ويمكن التعرف على الحالة الغذائية للطلاب من خلال دراسة وتحليل معدل النمو وقياس معدل الهيموجلوبين في الدم وبملاحظة أعراض سوء التغذية سواءً كانت النحافة المفرطة أو البدانة المفرطة، وبذلك يمكن معرفة الطلاب

التغذية السليمة توضع أسسها لدى الإنسان من صغره

المصابين بسوء التغذية أو المعرضين للإصابة بها، ومن ثم عمل اللازم نحوهم.

وتتكون عناصر تصحيح الغذاء المدرسي من الآتي:

– اختيار التقنية الملائمة.

– تشجيع المعلمين والإداريين والطلاب على المشاركة في التصحيح الغذائي.

– التنسيق مع المنظمات المحلية والدولية ذات العلاقة.

– القيام بالتثقيف والتوعية الصحية الغذائية المطلوبة.

– تنفيذ التدابير التصحيحية المقبولة والميسرة للناس.

(ج) التثقيف الصحي للطالبات:

المناهج المدرسية للطالبات لا بد أن تحتوي على مزيد من التفاصيل عن التغذية الصحيحة، ولا بد أن يكون فيها شرح لتغذية الأطفال في مراحل أعمارهم المختلفة، أثناء الإرضاع وبعد الشهر الرابع، ثم من ستة أشهر إلى عام وما بعد العام، وعن الطرق الصحيحة للطبخ وتخزين الطعام، كما يجب استعراض الاعتقادات الخاطئة عن بعض الأطعمة وتصحيح أفكار الطالبات عنها، ولا بد من نبذة كافية عن أنواع الأطعمة ووظائف كل منها، كأطعمة البناء (الزلاليات والنشويات)،

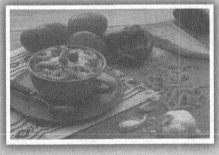

وأطعمة الطاقة (السكريات والدهنيات)، وأطعمة تكميل الصحة (الفيتامينات والمعادن)، وفي هذا المجال تشجع المعلمة والرائدة الصحية في المدرسة على الاطلاع والقراءة، وهناك ثروة

الغذاء الصحي السليم هو الغذاء الكافي والنظيف والمنوع

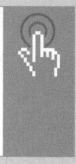

أخرج أنت وزملاؤك للسوق، خاصة سوق الغلال والخضروات ومحلات الأغذية. حاول أن تحصي الأطعمة مع تقسيمها إلى أطعمة بناء (الزلاليات والنشويات) وأطعمة طاقة (سكريات ودهنيات). وأطعمة تكميل الصحة (الفيتامينات والمعادن)، مع تسجيل ملاحظاتك عن جودتها ومدى توفرها وكمية المشترى منها. وهل يوجد توازن في الشراء أم أن هناك أطعمة تشترى أكثر من غيرها.

من المعلومات باللغتين العربية والانجليزية على صفحات الانترنت.

(د) التربية الإسلامية:

في مجتمعنا المسلم يمكن الاستفادة من العقيدة السمحة لأبعد الحدود في كل ما ورد فيها من تربية تتعلق بالغذاء، ومن أمثلة ذلك آداب الطعام، وقد حددها الإسلام في أمور تبدأ عند الاستيقاظ من النوم:

- غسل اليدين.

- نية الأكل وهي أن يتقوى بالطعام على طاعة الله عز وجل.

- الدعاء عند الطعام، ويقول كما قال الرسول صلى الله عليه وسلم: (اللهم بارك لنا فيما رزقتنا وقنا عذاب النار)، رواه الخمسة، ويقول عند شرب اللبن (اللهم بارك لنا فيما رزقتنا وزدنا منه)، رواه الخمسة.

- التسمية في أول الطعام، وإن نسي التسمية في البداية يقولها عندما يتذكرها وسط الأكل، لقول الرسول ﷺ: (إن الشيطان يستحل الطعام الذي لم يذكر اسم الله عليه)، رواه مسلم.

- الأكل باليمين والأكل مما يليه لقول الرسول ﷺ لعمر بن أبي سلمة: (يا غلام

سم الله وكل بيمينك وكل مما يليك)، رواه الشيخان.

- تقليل الأكل وعدم التخمة.   - المضغ الجيد للطعام وهو سنة.

- غسل اليدين بعد الأكل.   - شكر الله وحده بعد الأكل.

وقد حفلت السنة النبوية الشريفة والتراث الإسلامي بالآداب والمستحبات، من ذلك الدعوة إلى عدم الإسراف في الأكل: (نحن قوم لا نأكل حتى نجوع وإذا أكلنا لا نشبع)، وأيضا: (ما ملأ ابن آدم وعاء شر من بطنه، فإن كان لا محالة فاعل، فثلث لطعامه وثلث لشرابه وثلث لنفسه)، ويأمرنا القرآن الكريم: (كلوا واشربوا ولا تسرفوا)، وفي الأثر «المعدة بيت الداء والحمية رأس الدواء»، «والبطنة تذهب الفطنة». إن إدراك مغزى هذه الآيات والأحاديث كبير في عالم اليوم الذي يعيش بعض سكانه في تخمة تسبب كثيرا من الأمراض المستعصية على العلاج، ولا شك أن هذه التعاليم السمحة تهم المجتمعات التي امتلأت أسواقها بكل أنواع الطعام مما يغري بالإسراف ويؤدي إلى السمنة ومشكلاتها.

كلمة أخيرة لمن يقومون بالتثقيف الصحي الغذائي وهي أن يكونوا واقعيين ويراعوا الأحوال الاقتصادية وغيرها لمن ينصحون، ولكي يكون التثقيف الصحي مقبولا فلا بد أن يكون واقعيا ينطلق من الموجود أصلا والممكن.

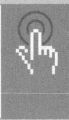

حاول أنت وبعض زملائك إجراء بحث صغير عما ورد في الكتاب والسنة والأثر عن أي شيء له صلة بالغذاء والتغذية. مع عمل خطة لكيفية الاستفادة مما جمعت في برنامج تثقيفي صحي. قم بعرضه على زملائك بواسطة شرائح البوربوينت ومناقشتها.

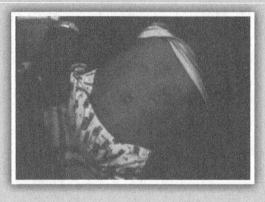

الطب الشعبي له جوانب إيجابية لا نشك فيها وتدعو منظمة الصحة العالمية إلى بحث هذه الجوانب والاستفادة منها، ولكن أيضا قد يكون له ممارسات ضارة على أيدي مدعيه. هذا الطفل عولج على يد طبيب شعبي بأكثر من ١٥ كية في بطنه مما ترك آثارا سيئة على صحته.

لدى الآباء والأمهات في كل مجتمع أفكار وعادات وممارسات عن الأطعمة والغذاء وتغذية الأطفال والحوامل ليست صحيحة.

ضع ومجموعة من زملائك إستبانة بها مجموعة من الأسئلة المناسبة (لا تزيد عن ثلاثين سؤالا) لمعرفة هذه الأفكار والعادات والممارسات غير الصحيحة عن الأطعمة والغذاء وتغذية الأطفال والحوامل، ثم قم بتوجيه هذه الإستبانة بعد مراجعتها واختبارها لعينة عشوائية أو مختارة من الأمهات والآباء في الأسر القريبة، وبعد جمع المعلومات قم بتحليلها وكتابة النتائج وجدولتها، ضع توصياتك لحل المشكلات وتصحيح الأفكار والممارسات الخاطئة، وكيفية تنفيذ هذه التوصيات وتحديد من سيقوم بالمهمة وكيف ومتى وأين؟

ربما تحتاج لأسبوع لإعداد الإستبانة وتجربتها ثم أسبوعا آخر للحصول على المعلومات وملء الاستبانة وأسبوعا ثالثا لتحليل المعلومات وكتابة التوصيات وكيفية تنفيذها.

الفصل الرابع: التثقيف الصحي للمرضى

من مهام المسؤول عن الرعاية الصحية في المدرسة، وليكن الرائد الصحي، أن يتولى مهمة التثقيف الصحي لمن ألم به المرض من الطلاب، وهذا يستدعي بالضرورة أن يثقف نفسه قدر الإمكان بالمعلومات الأساسية عن الصحة والمرض، وإذا ما أحيل الطالب إلى الوحدة الصحية لتلقي العلاج، كان على الرائد الصحي متابعة حالته سواء في الوحدة الصحية أو المنزل.

وهناك أسباب كثيرة تدعو إلى القيام بهذا النشاط المهم، والذي هو جزء لا يتجزأ من عمل الرائد الصحي في المدرسة، فكما هو من حق الطالب المريض أن يقدم له العلاج، فمن حقه أيضا أن يقدم له النصح والتوعية الصحية اللازمة وأن يزود بالمعلومات التي تفيده.

وسنحاول تناول هذا الموضوع بالإجابة على الأسئلة الستة التالية: لماذا؟ (المبررات)، وماذا؟ (المحتوى)، ومن؟ (القائمون بالنشاط)، وكيف؟ (الطريقة)، وأين؟ (المكان)، ومتى؟ (الزمان).

لماذا نقدم التثقيف الصحي للمرضى؟

هناك أسباب كثيرة تدعونا إلى الحرص على تقديم التثقيف الصحي للمرضى، أولها أن الفرصة مواتية ومتاحة لمثل هذا النشاط، إذ أن المرضى هم أكثر الناس استعدادا لتقبل النصيحة الطبية.

على الرائد الصحي متابعة حالة الطالب المريض بإتباع الخطوات التالية:

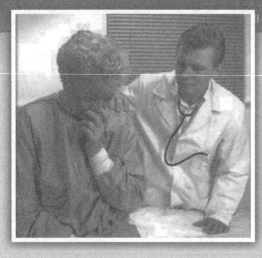

التثقيف الصحي مهمة جميع العاملين في الحقل الصحي ومنهم الأطباء. كثير من المرضى الذين يرتادون العيادات الخارجية في المستشفيات يعانون من مشكلات اجتماعية ونفسية يحتاجون معها إلى الطمأنة والنصيحة والأسلوب الإنساني في المعاملة.

معرفة مشكلة الطالب، وتتطلب هذه الخطوة الاستماع الهادئ والمركز لشكواه.

التعرف على الأبعاد النفسية والعاطفية للشكوى أو الأعراض، أي ما ترتبط به هذه الأعراض من تأثيرات نفسية عليه.

شرح كيفية حدوث المرض للطالب وأسبابه بلغة مبسطة، لا نتوقع هنا أن يقوم الرائد الصحي بدور الطبيب أو الممرض المحترف، لكن إلمامه بمشكلة الطالب الصحية يجعله في موضع يستطيع طمأنة الطالب وكسب ثقته.

دور الرائد الصحي:

تقديم التثقيف الصحي واجب على كل منسوبي المدرسة كل بحسب مستواه ووضعه الوظيفي، وعلى رأسهم الرائد الصحي وهو في الغالب الأعم معلم أو إداري اكتسب بعض المعارف الأساسية في المواضيع الصحية ودأب على توسعة معلوماته وثقافته الصحية.

اقترح تقسيما لوقت الرائد الصحي في النشاطات المختلفة بما فيها التثقيف الصحي بنسب مئوية، وضح مبرراتك لهذه التقسيمات ويا حبذا لو كانت النسب المئوية على شكل رسم دائري.

دور الممرض أو الممرضة:

يشكل الممرضون والممرضات نسبة عالية من أفراد الفريق الصحي في أي مؤسسة صحية، مستشفى كانت أم مركزا صحيا، ولهذا فلا يجب إغفال دورهم في مجال التثقيف الصحي المدرسي، إذ هم أول من يقابل الطالب بعد أن يحال إلى الوحدة الصحية من الرائد الصحي في المدرسة، وبالتالي فهم أول من يبدأ في التأثير عليه، ولا بد من تدريبهم على التثقيف الصحي للقيام بهذه المهمة، إذ أن كثيرا منهم لايقوم بها أو لا يعلم أنها من واجباته، ولا شك أن الوقت يسمح للممرض أو الممرضة أثناء قيام أحدهم ببعض الإجراءات كقياس ضغط الدم والسكر والطول والوزن وخلافه من الأعمال، بتقديم النصح والتوعية الصحية اللازمة.

أثناء تقديم الرعاية الصحية للأطفال يتم تثقيف الآباء والأمهات

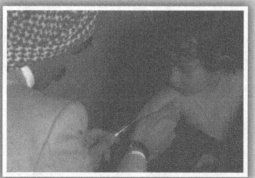

ماذا بإمكان الممرضة أن تقدم من النصح لمريضة البول السكري فيما يتعلق بمرضها.

الآباء والأمهات والمرضى كمثقفين صحيين:

يكتسب كثير من الآباء والأمهات خبرات في مجال الأمراض التي تصيب أطفالهم مما يجعل الاستفادة منهم أمرا مرغوبا، وخبرتنا مع بعض الأمهات في هذا المجال طيبة، إذ أن الأم التي يصاب طفلها بسوء التغذية مثلا تتابع باهتمام ما يقوم به أعضاء الفريق الصحي لعلاج طفلها، لا سيما إذا كان الطفل منوما في المستشفى، حيث يمكن للطبيب وبقية أعضاء الفريق تثقيف الأم – مثلاً – على أنواع الغذاء المناسبة للطفل، وكثيرا ما استدعينا أمهات قدامى ليقدمن النصح إلى أمهات جدد.

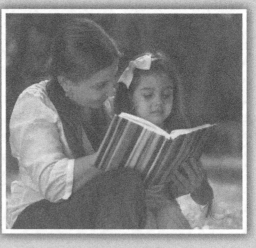

السلوك الصحي القويم تغرس مبادئه
في سن الطفولة

والمثال الجيد الذي يمكن أن يذكر في مجال استقطاب المرضى كمثقفين صحيين هو جمعيات أو أندية كنادي مرضى السكرى، إذ يتألف مثل هذا النادي من مرضى السكر للتعارف فيما بينهم وللتزود بما يستجد من معلومات عن المرض، ويذهب ذلك إلى الحد الذي يجعل من بعض هؤلاء أكثر معرفة بمرض السكري وما يستجد فيه من معلومات من بعض العاملين في المجال الصحي.

ولا شك أن استقطاب بعض الآباء والأمهات للإسهام في عملية التثقيف الصحي يمثل ضربا من ضروب مشاركة المجتمع التي ندعو اليها ونشجعها، بل نعتبرها عاملا أساسيا لنجاح أي برنامج في الرعاية الصحية المدرسية.

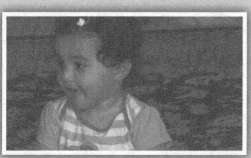

في السنوات الثلاث الأولى من حياة الطفل تتكون الاتجاهات والميول وتتبلور معالم الشخصية.

فكر في الآباء والأمهات الذين يمكن استقطابهم وتدريبهم للمشاركة في تقديم التثقيف الصحي المدرسي. ووضح كيف يمكن الاستفادة منهم وفي أي المجالات؟

الفصل الخامس: التثقيف الصحي في المنزل

الزيارات المنزلية للمثقف الصحي قد تبدو صعبة تحول دونها قيود اجتماعية وثقافية، لكن هناك بوادر مبشرة بخير بعد الانفتاح الثقافي التي تعيشه مجتمعاتنا وإدراك الجميع بأن مسؤولية الطالب صحيا يلتقي فيها البيت بالمدرسة بالمجتمع، لأن أصحاب البيت من صغار وكبار يشعرون بالطمأنينة والأمن والراحة في بيوتهم، والزائر الصحي تكون نصيحته أدعى للقبول، وإذا تخير المثقف الصحي الذي يقوم بالتثقيف الوقت المناسب للزيارة، فإن الأسرة كلها قد تكون موجودة،

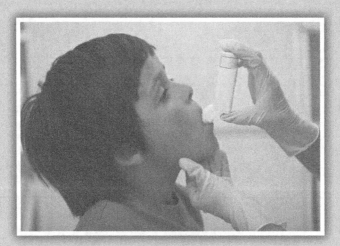

طفل مصاب بالربو على أفراد أسرته أن يلموا بأسباب وأعراض ونتائج المرض
حتى يستطيعوا أن يحيطوا الطفل برعايتهم

وبالتالي يمكن إشراك الجميع وتوضيح أدوارهم في حفظ الصحة والوقاية من المرض، وفي كيفية مساعدة المرضى وتأهيل من يحتاج منهم للتأهيل.

يوفر التثقيف الصحي بالمنزل فرصة جيدة لأولياء أمور الطلاب لكي يتفهموا الوضع الصحي والغذائي لأبنائهم وبناتهم، كما يوفر الظروف الواقعية للتوعية الصحية، حيث يمكن ربط رسالة التثقيف الصحي بمستوى الأسرة الاجتماعي والاقتصادي، خصوصا عندما يكون التثقيف عن التغذية، إذ لا بد أن يوضع في الاعتبار المقدرة الشرائية للأسرة.

كذلك يوفر التثقيف الصحي بالمنزل فرصة الإطلاع على الأوضاع بالمنزل، خصوصا حجم الأسرة ومستوى التعليم بين أفرادها، وما يؤثر سلبا أو إيجابا على صحة الطلاب والمرضى بأمراض مزمنة كالسكرى وضغط الدم والإعاقة.

تفيد الزيارات المنزلية بالإضافة إلى ما ذكرناه في إقامة علاقات طيبة مع الأسر، وتسنح فيها الفرصة لإعلام الناس بما يجري من أحداث مهمة تحتاج إلى المشاركة من جانبهم، أما المردود على المثقفين الصحيين من مثل هذه الزيارات فكبير، إذ يفتح أعينهم على أشياء كثيرة ومعلومات قد تفيدهم في حياتهم العملية وتوسع خبراتهم.

أساليب التشاور أكثر فائدة من غيرها لتثقيف الأسرة في المنزل، ومن أهم الأشياء التي يمكن أن يدور حولها التشاور مناقشة القضايا الاجتماعية والنفسية للطالب ووضعه الصحي عامة.

من يقدم التثقيف الصحي بالمنزل؟

بإمكان الرواد الصحيون أن يقوموا بهذا الدور بنجاح إذا توفرت البيئة لذلك، لأن العلاقة بين البيت والمدرسة علاقة عضوية لا تنفصم عراها.

> ناقش مع زملائك كيف يمكن أن تفيد زيارة الرائد الصحي بالمدرسة في حل مشكلة صحية معينة بالمنزل.

التثقيف الصحي لمنسوبي المدرسة:

لكل مهنة أخطارها وتزداد هذه الأخطار تبعا لنوع العمل الذي يقوم به الفرد، فالأخطار على العمال الذين يعملون على ارتفاعات عالية كبيرة، إذا لم تتخذ التدابير اللازمة لحمايتهم، وعمال اللحام قد يتأثر نظرهم، وعمال محالج القطن قد يصابون ببعض الأمراض الصدرية نتيجة تحسسهم لألياف القطن، وعمال البناء قد يصابون بالمشكلات الجلدية لاحتكاكهم بالأسمنت وغيره من المواد، وعمال المناجم ومحطات الكهرباء والمزارعين معرضون للأخطار إذا لم تتخذ التدابير التي تقيهم من هذه الأخطار. والأمر لا يختلف كثيرا في بيئة المدرسة، فمنسوبوا المدرسة من إداريين ومعلمين وطلاب معرضون للضغوط النفسية من متطلبات الدراسة أحيانا ومن التداخلات الإدارية والتعليمية أحيانا أخرى، كما أنهم قد يتعرضون لأخطار بيئية تحيط بهم ويجب دراستها والحيلولة دون وقوعها.

تقع مسؤولية الوقاية من الأخطار التي قد تصيب منسوبي المدرسة على جميع العاملين بها، بالإضافة إلى الأطباء وبقية أفراد الفريق الصحي العاملين بالوحدة الصحية، وربما كان دور الرائد الصحي التنسيق والمتابعة والتقويم لهذا الجهد، وكما في

مجالات التثقيف الصحي الأخرى يجب إتباع بعض الخطوات للقيام بهذه المهمة على خير وجه، من هذه الخطوات المهمة التعرف على طبيعة المدرسة كمنشأة ومعرفة عدد العاملين فيها ونوعية أعمالهم والأخطار التي يمكن أن تحيط بهم، ويمكن تلخيص الخطوات التي يجب إتباعها في التخطيط للتثقيف الصحي بالآتي:

الاتصال بمنسوبي المدرسة لكسب موافقتهم وتعاونهم، وتنظيم الوقت والمكان وتحديد الأشخاص الذين يراد تثقيفهم.

معرفة إمكانية مشاركة الوحدة الصحية بتوفير الفريق الصحي الذي سيشارك في التثقيف والوقاية والسلامة.

التعرف على الاحتياجات الصحية التي تهم منسوبي المدرسة.

الغرض من التعرف على احتياجات منسوبي المدرسة الصحية هو أن تركز التوعية الصحية على المشكلات الناجمة عن العمل أو المشكلات الصحية الشخصية.

> قم أنت وزملاؤك بوضع قائمة بالأخطار التي يمكن أن تنجم عن بيئة المدرسة وتؤثر سلبا على منسوبيها وطرق الوقاية منها.

الباب الثالث
وسائل
التثقيف الصحي

الفصل الأول: مقدمة

نستعرض في هذا الفصل وسائل أو طرق التثقيف الصحي، واختيار الأساليب الملائمة للوصول إلى الأهداف؟.

اختيار الأسلوب المناسب في التثقيف الصحي يعتمد على المشكلة المراد التثقيف بشأنها، ولا بد لمن يتصدى للتثقيف أن يلم بالمشكلة إلماما كافيا قبل اختيار الأسلوب، ويحدد دليل التثقيف الصحي لمنظمة الصحة العالمية ستة أمور يجب أن تؤخذ في الاعتبار قبل اختيار طرق التثقيف الصحي وهي:

ما مدى استعداد الناس للتغيير؟

كم عدد الذين تشملهم المشكلة؟

هل تتناسب الطريقة التثقيفية مع الثقافة المحلية؟

ما هي الموارد المتاحة؟

ما هي الوسائل التي تتناسب مع خصائص الجماعة المستهدفة (السن والجنس ودرجة الوعي)؟

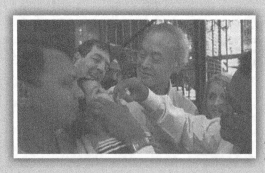

التواصل مع الناس ومحاورتهم من أفضل وسائل التثقيف الصحي

ما مدى استعداد الناس للتغيير؟

إذا كان لدى طلاب المدرسة استعداد للتغيير حيال المشكلة الصحية، فإن الملصقات والإذاعة والتمثيليات والقصص والمعارض والصور تمثل بعض الطرق التثقيفية التي يمكن استخدامها، أما إذا لم يكونوا مستعدين للتغيير فلا بد من استعمال طرق الاتصال الشخصي ومنها إسداء المشورة والزيارات المنزلية لأولياء أمورهم، وربما تكون هذه الطرق الأخيرة صعبة في مجتمعاتنا، لكنها غير مستحيلة.

كم عدد الذين تشملهم المشكلة؟

يتم وضع بعض الطرق بحيث يمكن التأثير في أعداد كبيرة من الطلاب، ومن هذه الطرق الملصقات والمحاضرات والمعارض والمسرحيات ومسارح العرائس والإذاعة المدرسية والأفلام، وهذه الطرق أدعى إلى إحداث القبول بسرعة، لكن هذا لا يكفي لتغيير السلوك فلا بد من المتابعة عن طريق تبادل الآراء والأفكار.

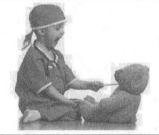

هناك بعض الاقتراحات العملية التي تساعد في عملية التثقيف الصحي منها:

أ - عرض فيلم أو تقديم حديث، ثم تقسيم الطلاب إلى مجموعات صغيرة للمناقشة.

ب - عرض تمثيلية، ثم الطلب من الطلاب الممثلين أن يتحدثوا مع زملائهم.

ج - ندب طلاب للاستماع والمناقشة للبرامج الإذاعية المدرسية.

هل تتناسب طريقة التثقيف مع الثقافة المحلية؟

أسلوب حياة الناس يحدد الطرق التثقيفية التي يقبلونها ويفهمونها ويستجيبون لها، فإذا كان الطلاب من صغار السن، فلا بد من الاعتماد على المخاطبة وليس الكلمة المكتوبة، وفي مثل هذه الحالة يحسن استخدام الأمثال والمسرحيات.

ما الموارد المتاحة؟

بعض الطرق لا تحتاج إلى أكثر من المورد البشري، مثل القصص والتمثيل والمناقشات، والبعض الآخر يحتاج لاستعمال أشياء أخرى مثل الملصقات واللوحات والنماذج والصور والمسرح.

ما هي الوسائل الملائمة؟

من الأفضل اختيار تشكيلة من الطرق الملائمة للتثقيف، فالتنوع والتكرار أمران مهمان، فالتنوع يجعل البرنامج شيقا ومسليا، أما التكرار فيزيد من قدرة الطالب على التذكر، وإذا أردت أن تترك انطباعا طيبا فلا تعتمد أسلوبا واحدا، كالكلام والمحاضرة، وإنما أضف إلى ذلك عرض الصور وإفساح المجال للنقاش والسؤال والجواب، واستعمال بعض المعروضات التي تجسم الرسالة المراد تبليغها.

ولأن الرائد الصحي يتصل بأسرة المدرسة كبيرهم وصغيرهم، فلا بد من اختيار الطرق الملائمة لكل من هؤلاء، وقبل البدء في أي برنامج للتثقيف الصحي لا بد من التدرب على الطريقة أو الطرق المختارة، وهناك أمثلة كثيرة ونماذج لعدة طرق موجودة في كتاب التثقيف الصحي الذي أصدرته منظمة الصحة العالمية، وننصح بالرجوع إليه. وقبل أن نعرض بشيء من التفصيل لطرق التثقيف الصحي نقدم نبذة عن إعداد درس التثقيف الصحي.

التخطيط المسبق للتثقيف الصحي هام للغاية

كيف نعد لجلسة التثقيف الصحي؟

التخطيط المسبق لجلسة التثقيف الصحي مهم، وتحتاج بعض الدروس لإعداد أكثر من غيرها. نورد هنا مجموعة أسئلة يجب أن تطرحها على نفسك عند الإعداد لدرس في التثقيف الصحي:

ما مدى معرفة الدارسين بموضوع الدرس قبل بدايته؟

ماذا تؤمل أن يتعلم الطلاب بنهاية الدرس أو الجلسة؟

ما الموضوع المراد تغطيته بالدرس؟ (لابد أن يكون الموضوع مرتبطا بالأهداف)

ما المواد والأجهزة التي تحتاجها؟ (كالأجهزة السمعية والبصرية)

ما الأسلوب الذي ستستخدمه في التثقيف والأسئلة التي سوف تطرحها؟

من المفيد أن يعد الرائد الصحي أو المثقف تلخيصا للدرس، لأن ذلك يساعده على التسلسل المنطقي. مع الحرص الشديد على أن لا يقرأ الدرس من ورقة، اللهم إلا أن يكون أمامه بضع نقاط للتذكر.

بعد انتهاء الـدرس، حاول أن تعرف إلى أي حد استفاد الدارسون أو المستمعون.

يمكن إعلام الطلاب عن موضوع الجلسة المقبلة، ويطلب منهم التحضير لها لإثراء النقاش.

ننتقل الآن لإعطاء نبذة عن طرق التثقيف الصحي.

الفصل الثاني: المناقشة الجماعية

المناقشة الجماعية من الأساليب المناسبة لإشاعة المعرفه وتغيير سلوك الطلاب، ويمكن عقد جلسات المناقشة الجماعية بصور متعددة، ولعل النجاح في هذا الأسلوب يكمن في نجاح المثقف الصحي في إغراء المشاركين على تبني أفكاره وطرحها للنقاش دون أن يحتاج هو إلى الحديث بمفرده طوال الوقت. ويمكن أن يطرح المثقف الصحي بعض الأسئلة إذا لم يطرحها المشاركون في جلسة النقاش.

ويستحسن في هذه الحالة تقليل عدد المشاركين من الطلاب، واستعمال الوسائل السمعية والبصرية لتوضيح بعض الأفكار والمعلومات، وعلى منظم حلقة النقاش تشجيع المشاركين على الحديث وأن يحاول جهده ألا يتكلم كثيرا.

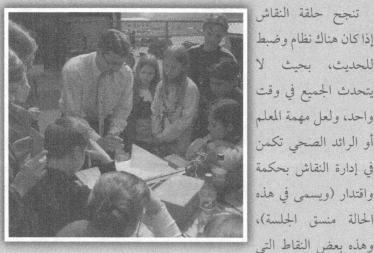

تنجح حلقة النقاش إذا كان هناك نظام وضبط للحديث، بحيث لا يتحدث الجميع في وقت واحد، ولعل مهمة المعلم أو الرائد الصحي تكمن في إدارة النقاش بحكمة واقتدار (ويسمى في هذه الحالة منسق الجلسة)، وهذه بعض النقاط التي يفيد تذكرها عند استعمال أسلوب المناقشة الجماعية:

- أدر النقاش بحكمة ومرونة.

- شجع الصامتين على الكلام والمشاركة.

- تأكد من أن الجميع فهموا هدف النقاش، ويمكن عمل ملخص في نهاية النقاش لما ذكره المناقشون.

- يمكن تقسيم الجماعة الكبيرة إلى مجموعات صغيرة للنقاش (٦ - ٨ أشخاص)، وفي هذه الحالة يجب تعيين مقرر من الطلاب المشاركين مهمته تسجيل نتائج الحوار.

يمكن بدء النقاش بأساليب شتى، وذلك بعرض صورة أو إعداد مسرحية، ومن ثم يمكن توجيه أسئلة للحاضرين عما دار بهذه المسرحية وكيف يتصرفون إذا كانوا في نفس الموقف وما هي الأخطار على الصحة مما رأوا وسمعوا..الخ.

من مميزات المناقشة أنها تسمح للمشاركين بالتعبير عن أفكارهم ومشكلاتهم، وتمكنهم من توجيه الأسئلة التي يريدون إجابات عليها، ولا شك أن روح الجماعة توفر الدعم الذي يحتاجه أفرادها، ومن مميزاتها أنها تعالج مشكلات معينة، وفي هذه الحالة يمكن أن تتكون مجموعة الطلاب ممن لهم اهتمامات متشابهة.

ولكي تنجح جلسة الحوار فلابد أن يكون مكان انعقادها مريحا وتتوفر فيه الخصوصية لمساعدة الطلاب على التحدث، ولا بد لمنظم النقاش أن يسعى لكي يتعارف أفراد الجماعة قبل بدء النقاش فهذا أدعى لمشاركتهم، ومن أسباب نجاح المناقشة الجماعية أن يكون توقيتها معقولا، والوقت المناسب يتراوح بين ساعة وساعتين، ويجب قبل أن تختتم المناقشة بسؤال المشاركين فيها عما إذا كانوا قد استفادوا منها وعما إذا كانوا يريدون الاستمرار في النقاش في هذه المشكلة أو مشكلة أخرى في وقت لاحق.

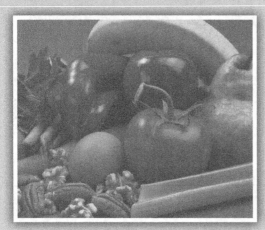

عرض تفاحة على مجموعة النقاش
يمكن أن يثري حواراً حول أهمية
الخضروات والفواكه في الغذاء

يدخل في باب المناقشة الجماعية وسيلة تسمى إثارة الأفكار أو (عصف الذهن)
Brain Storming، وهي طريقة تطرح فيها الأفكار بصورة تلقائية من أفراد المجموعة
عن كيفية حل مشكلة معينة، وتجيء الأفكار بسرعة في هذه الطريقة وتتم كتابتها
دون مناقشات كثيرة، وعندما تستكمل الأفكار تتم مراجعتها ومناقشتها من قبل
المجموعة.

ولكي تنجح المناقشة الجماعية في تحقيق الهدف فهناك خطوات مهمة ربما ذكر
بعضها من قبل، لكننا نعيدها هنا بتسلسل خاص يستحسن مراعاته وتذكره عند
إجراء المناقشة الجماعية:

- حدد كمنسق للجلسة أهداف المناقشة وركز على تطبيق ما سبق أن تعلمه
أفراد الجماعة.

- حاول إشراك كل عضو في النقاش ولا تدع أحدا يطغي برأيه أو صوته على
الآخرين، ويتم ذلك بتشجيع الصامتين أو قليلي الكلام وتوجيه الأسئلة لهم،

مع رجاء الذين يحاولون احتواء النقاش بكثرة الكلام أن يعطوا الآخرين فرصة الحديث.

- إعمل على أن تكون نقاط النقاش واضحة وذلك بالآتي:
- أطلب من مقرر الجلسة تلخيص ما قاله الآخرون.
- اسأل المشاركين أن يحددوا ما إذا كانت تعليقاتهم حقائق أم آراء.
- العودة إلى الملخص الذي أعده المقرر من فترة لأخرى.
- الحرص على أن تركز التعليقات على موضوع المناقشة.
- احرص على الإعداد المسبق للمواد التي قد تحتاج لها أثناء المناقشة كالمعلومات أو المراجع، مع إعداد قائمة بالنقاط التي ترى أنه يجب أن تغطيها المناقشة.
- تهيئة الجو المناسب للنقاش وذلك باختيار المكان المناسب والجلوس، بحيث يستطيع كل مشارك رؤية وسماع الآخرين ولعل الجلسة الدائرية تمثل أفضل وضع، كما يجب تشجيع المشاركين على عدم الخوف من الخطأ وعلى إثارة الأسئلة أثناء النقاش.
- على المنسق ألا يتحدث كثيرا، وعليه أن يجيد إلقاء الأسئلة المهمة، حتى لاتتحول الجلسة إلى محاضرة.

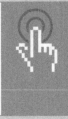

فكر في موضوع للتثقيف الصحي يصلح لتطبيق أسلوب المناقشة الجماعية. حدد من سيشترك في النقاش وأين سيعقد وما هي المواد التي قد تحتاج إليها أثناء المناقشة؟ وضح أهداف النقاش؟ وكيف سيبدأ ونقطة النهاية فيه.

الفصل الثالث: التشاور

يدخل التشاور أو الاستشارة في باب التثقيف الصحي للأفراد، والتشاور يعني اجتماع الطالب المحتاج للمشورة مع المعلم أو الرائد الصحي بهدف الطمأنة والتشجيع عن طريق المناقشة الهادئة حتى يتمكن الطالب من المشاركة في حل مشكلته بنفسه بعد فهمها جيدا، ولا شك أن التشاور يحتاج لمهارات عدة، ولكن أهمها مهارات التواصل وإقامة العلاقات.

من قواعد التشاور:

الاهتمام بالطالب وتوثيق العلاقة معه لبناء الثقة اللازمة لعملية التشاور.

التعرف الكامل على احتياجات الطالب.

مشاركة الطالب بصورة إيجابية وعدم الاكتفاء بطمأنته بكلمات عاطفية.

مشاركة الطالب في اتخاذ القرار والاعتماد على النفس.

المحافظة على أسرار الطالب وهذه نقطة مهمة يجب تذكرها، إذ قد يتحدث المعلم أو الرائد الصحي عن أشياء هي من صميم شؤون الآخرين الخاصة، وهذا سلوك غير حميد حتى لو كان إفشاء السر بنية حسنة، ويمكن إفشاء السر لضرورة، ولكن بعد أخذ إذن الطالب، ولو علم الطالب أن المعلم أو الرائد الصحي قد تحدث بأسراره فإن ذلك ربما يعني نهاية العلاقة بينهما.

بالإمكان استخدام عدة أساليب للتشاور، فهناك طرق تساعد على فهم المشكلة كالإصغاء والنقاش، وهناك طرق أخرى تعتمد على اتخاذ القرارات، وبالإمكان

استعمال أسلوب المكافأة الذاتية إذا نجح الطالب في تحقيق هدفه، خصوصا عندما يكون تغيير السلوك المطلوب صعبا كالإقلاع عن التدخين مثلا، ومن واجبنا مساعدة الطالب على اختيار الحلول المناسبة له، وربما كان من الأنسب أن نقيم علاقة بين الطالب وشخص آخر ذي تجربة مماثلة.

ولا شك أن التشاور يتحسن بالممارسة والتدريب وبناء العلاقات والثقة بين الطالب والرائد الصحي أو المعلم، وقد حدد دليل التثقيف الصحي أربع مراحل للتشاور نلخصها فيما يلي:

مساعدة المستشير على أن يحدد المشكلة.

مساعدة المستشير على أن يعرف لماذا هي مشكلة.

تشجيع المستشير على أن يفكر في عدة حلول.

جعل المستشير يختار أنسب الحلول.

وعلى المعلم أو الرائد الصحي أن يفعل ذلك بتأن ولا يتعجل النتائج.

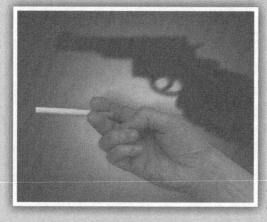

الصورة قد تعادل ألف كلمة في مدى تأثيرها على الناس

ونثبت هنا قائمة بأسئلة مهمة لتقييم مهارة التواصل:

- هل تمت تحية الشخص المستشير التحية المناسبة في البداية؟.
- هل تم التحدث إليه مع ذكر اسمه؟
- هل تم الالتزام باحترام معتقدات وقيم المستشير؟
- هل تم تقريظ السلوك الجيد للمستشير؟
- هل تم تجنب اللوم والشجب؟
- هل تم استعمال الوسائل الإيضاحية الملائمة؟
- هل كانت مدة الجلسة معقولة؟
- هل كان هناك إسراع مخل؟
- هل كانت الحقائق التي طرحت دقيقة؟
- هل تم الاهتمام بالتفاصيل؟

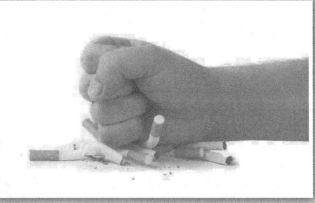

يمكن للصورة أن تثير الخيال وتكون محوراً للحوار الهادف

- هل استعملت كلمات معروفة؟

- هل كان تركيب الجمل بسيطا؟

- هل الحلول المقدمة تحل المشكلة كما يراها الطرف الآخر؟

- هل طلب من المستشير تطبيق ما ذكر من معلومات؟

ونستعرض هنا بعض مزايا طريقة الاستشارة والتشاور:

- تساعد على ترسيخ مبدأ الاعتماد على النفس في اتخاذ القرارات التي تتعلق بالصحة العامة.

- تساعد على تقوية الصلة والثقة بين المعلم أو الرائد الصحي والطالب المستفيد.

أما عيوبها فمنها:

- قد تكون مكلفة من ناحية الوقت.

- العائد منها من حيث الكم أقل من الوسائل الأخرى كالمناقشة الجماعية والمحاضرات.

بالعودة إلى القواعد المذكورة عن أسلوب المشاورة في التثقيف الصحي، اختر مع زميل لك موضوعا يصلح فيه أسلوب التشاور، مثل أنت دور المستشار وهو دور المستشير واجعل زملاءك الآخرين يشاهدون هذا التمثيل ويسجلون ملاحظاتهم عن مدى إتباعك للخطوات المذكورة وعما إذا أدت المشاورة إلى حل المشكلة، ويمكن أن يعقب ذلك نقاش للجميع حول أسلوب التشاور.

الفصل الرابع: الندوات والمحاضرات

من الوسائل المهمة في التثقيف الصحي الندوات والمحاضرات، ومن مميزاتهما أنهما غير مكلفتان وسريعتا العائد نسبيا في زيادة المعلومات، وربما في تغيير السلوك إذا ما أحسن إعدادهما، وهما بالطبع أسهل بالنسبة للمتمكنين في مجال التثقيف الصحي والتعليم الطبي، ولا تحتاجان للإعداد الذي تحتاجه الطرق الأخرى كالمناقشة الجماعية وتمثيل الأدوار.

كما يمكن الاستفادة فيهما بأكثر من محاضر أو مشارك ويمكن اختيار هؤلاء من أصحاب العلم والمهارة، ولا يعني ذلك أن الرواد الصحيين أو بقية معلمي المدرسة لا يستطيعون تقديم المحاضرات والندوات، بل لا بد من تدريبهم عليها.

ومن مميزاتهما أنه يمكن عقدهما في أي مكان وليس بالضرورة في المدرسة نفسها، كما يمكن تقديمهما من خلال أجهزة الإعلام المرئية والمسموعة.

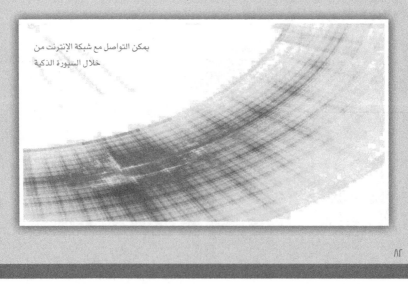

يمكن التواصل مع شبكة الإنترنت من خلال السبورة الذكية

عند إلقاء محاضرة يجب على من سيقدمها الانتباه للنقاط التالية:

– التعرف على نوعية المستمعين، لأن ذلك يسهل عليه المهمة ويساعد في الإعداد المناسب.

– من الأفضل أن يكون موضوع الندوة أو المحاضرة موضوعا واحدا يدور حوله النقاش من المستمعين وأن يكون من المواضيع التي تهم الطلاب وتجذبهم لحضور المحاضرة.

– محاولة الحصول على المعلومات الصحيحة والحديثة بالرجوع إلى المراجع المناسبة.

– إعداد قائمة بالنقاط التي ستتناولها المحاضرة.

– دعم المحاضرة بأمثلة وقصص وتجارب لأن ذلك يجعل حديثك شيقا ومرتبطا بالواقع.

– استعمال الوسائل السمعية والبصرية ما استطعت، لأن ذلك أدعى للتأثير والتذكر من قبل الحاضرين، وتذكر أن الإنسان ينسى ما يسمع ويتذكر ما يسمع ويرى.

– القيام بالتدرب على إلقاء المحاضرة لتزيد من ثقتك بنفسك وأنت تواجه جمهور المستمعين.

– تحديد مدة المحاضرة مسبقا والالتزام بالوقت، وهنا تكمن فائدة التمرين على

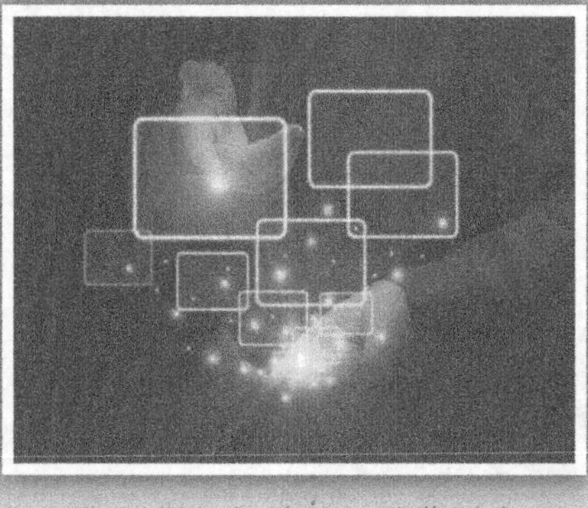

استعمال الوسائل البصرية أساس في عملية التثقيف الصحي

إلقاء المحاضرة، إذ باستطاعتك ضبط الزمن، ويستحسن ألا يزيد زمن المحاضرة عن أربعين دقيقة مع ترك عشرين إلى أربعين دقيقة إضافية للنقاش والأسئلة.

- الحضور إلى مكان المحاضرة قبل ربع ساعة من بدايتها، وذلك للتأكد من أن الوسائل المستخدمة كجهاز عرض الشرائح (البور بوينت) تعمل بصورة جيدة، وإذا كنت مدعوا لإلقاء محاضرة في مكان لم تره من قبل، فإن الحضور المبكر لمكان المحاضرة يساعدك في التعرف على الوضع الذي ستكون فيه، ويزيد هذا من طمأنينتك وثقتك.
- إذا كان بالإمكان تحديد مكان المحاضرة، فيجب اختيار موقع مناسب يكون مجهزا وتتوفر فيه سبل الراحة للحاضرين بقدر الإمكان.
- اختيار موعد المحاضرة، بحيث لا يتعارض مع أوقات المستمعين، (سواء كانوا طلابا أو من زملائك المعلمين والإداريين أو غيرهم)، حتى يتمكنوا من الحضور بصورة مريحة.
- التأكد من أن الجالسين في الصفوف الخلفية يسمعونك بوضوح، وهذا أيضا يمكن اختباره أثناء التمرين على المحاضرة.
- عدم القيام بالحركات التالية أثناء المحاضرة:

أ- النظر إلى الخلف في حالة استعمال جهاز عرض الشرائح (البور بوينت) وغيرها من الوسائل، حتى لا تعطي ظهرك للحاضرين.

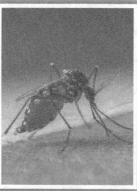

صورة مكبرة للبعوضة الناقلة لأمراض الملاريا والضنك والحمى الصفراء يمكن أن تثير حواراً مشوقاً عن أي من هذه المواضيع

ب- النظر إلى الساعة كثيرا.

ج- تحريك الجسم أو اليدين كثيرا، وألا تدخلهما في جيوبك أو تعبث بالمفاتيح أو غيرها.

- في حالة استعمال الشرائح (بوربوينت) يجب مراعاة النقاط التالية:

أ- ألا تُزحم الشريحة بالكتابة.

ب - أن يكون الخط واضحا ومقروءا.

ج - عدم الإكثار من استعمال الألوان، والاكتفاء بلون أو اثنين.

د- مراعاة أن يستغرق عرض كل شريحة في المتوسط دقيقة، فإذا كانت مدة المحاضرة (٤٥) دقيقة، يجب الحرص على ألا يزيد عدد الشرائح عن ٤٥ شريحة.

- من عيوب المحاضرة أنها لا تتيح مشاركة الحاضرين الا في حدود ضيقة، وللتغلب على هذه المشكلة ابتكر مقدموا البرامج التلفزيونية أسلوب إشراك المشاهدين عن طريق الهاتف أو الفاكس أو البريد الالكتروني مما جعل كثيرا من هذه الندوات عظيم الفائدة.

يمكن إلقاء المحاضرات على مدار السنة متى ما دعت الحاجة لذلك ومتى كان هناك استعداد من قبل المستفيدين، وينطبق هذا على الندوات أيضا، غير أن هناك أوقات ومناسبات بعينها يستحسن أن تستغل لإلقاء المحاضرات وإقامة الندوات، وربما يكون من الأفضل أن يضع المسؤول عن تنظيم المحاضرات وعقد الندوات جدولا زمنيا بالمحاضرات والندوات لمدة عام لكي يكون كل مثقف صحي على علم مسبق ولديه وقت كاف لإعداد محاضرته إعدادا جيدا.

الجدول أدناه يبين بعض الفروق بين المحاضرة والندوة

المحاضرة	الندوة
- يلقيها محاضر واحد	- يشترك فيها أكثر من شخص.
- تعطى في شكل حديث	- ربما تكون على هيئة نقاش بين المشاركين.
- بالإمكان استعمال الوسائل السمعية والبصرية.	- عادة لا تستعمل الوسائل السمعية والبصرية أو تستعمل بشكل أقل.
- تقل الفائدة إذا لم يستعمل المحاضر الوسائل السمعية والبصرية.	- أكثر فائدة من المحاضرة لأن أسلوب النقاش يرسخ بسهولة في ذاكرة الحضور.
- تحتاج لإعداد وتمرين قبل إلقائها.	- تحتاج لإعداد ولكن ربما لا تحتاج إلى تمرين.
- الفرصة لمشاركة المستمعين بالسؤال والجواب محدودة أومعدومة.	- الفرصة لمشاركة الحضور أكبر بالسؤال والجواب.

نظم أنت وزملاؤك زيارة للمدارس القريبة وأعرض فكرة تقديم ندوة صحية لمديري هذه المدارس، وإذا ما تمت الموافقة على فكرة الندوة وتم اختيار موضوعها، تعاون أنت وزملاؤك في الإعداد للندوة وما تحتاجه من وسائل كالشرائح ومقاطع الفيديو، وليشترك ثلاثة إلى أربعة منكم في الحديث من على المنصة بينما تكون مهمة الباقين تسجيل ملاحظاتهم عن الندوة وجمع الأسئلة التي ترد من الحاضرين، ويمكن تقييم كل محاضر في الندوة باعداد جدول كالتالي:

جدول تقييم الحضور للمحاضر

نوعا ما	لا	نعم	ملاحظات على المحاضر
			هل تمرن على إلقاء كلمته؟
			هل وصل إلى المكان قبل الموعد؟
			هل كان يوجه نظره إلى الحاضرين؟
			هل حرك جسمه ويديه أكثر مما يجب؟
			هل كان ينظر إلى الساعة كثيرا؟
			هل أدار ظهره للحاضرين؟
			هل كانت الشرائح مزدحمة بالكتابة؟
			هل أكثر من استعمال الألوان من غير داع؟

الفصل الخامس: التمثيل والألعاب والمسابقات

التقليد والمحاكاة وتثميل الأدوار من أفضل وسائل التعليم والتعلم في مجال التثقيف الصحي، خصوصا بالنسبة لصغار التلاميذ، لأنهم يقلدون ما يعرض عليهم بصورة تلقائية، وتفيد طريقة تمثيل الأدوار الكبار أيضا، خصوصا في المناطق الريفية والقروية، إذ تكون هذه الطريقة بمثابة ترفيه لهم.

تمثيل الأدوار طريقة فعالة لطرح المشكلات الصحية المرتبطة ببعض العادات والموروثات لإظهار جوهر المشكلة المطروحة، ومن ثم تحمل المشاركين على تكوين الآراء والحلول للمشكلة.

التمثيل آداة جيدة للتثقيف الصحي

يحتاج تمثيل الأدوار إلى تحديد الأهداف بوضوح كما يحتاج لتخطيط دقيق، وبعد الانتهاء من تمثيل الأدوار يقود المثقف الصحي المناقشة لتأكيد أو نفي الأفكار التي طرحت، وعلى المثقف الصحي تسيير دفة النقاش وذلك بسؤال الممثلين عما أحسوه وهم يؤدون هذه الأدوار، وهل هم مقتنعون بما انتهت إليه المشاهد، وهل كان بالإمكان فعل شيء آخر للوصول إلى نتيجة أفضل؟ وهنا تسنح الفرصة للمشاهدين ليدلوا بآرائهم، ومن خلال النقاش يتحقق الغرض من تمثيل الأدوار وهو نقل رسالة صحية معينة.

الغرض الأول من تمثيل الأدوار هو مساعدة الطلاب على تفهم مشكلاتهم وما يؤدي إليه السلوك غير الصحي، مما يشجعهم على إعادة النظر في سلوكهم ومواقفهم. علينا ألا نطلب من أي أحد أداء دور يشعره بالحرج، وعلينا ألا نضطر من يتهيب مخاطبة الجمهور على التمثيل، وربما تشجع من تلقاء نفسه عند رؤية التمثيلية عدة مرات.

هناك بعض القواعد التي يجب تذكرها عند تمثيل الأدوار:

- التأكد من أن الرسالة المراد تبليغها واضحة.

- يجب الإعداد الجيد لحوار التمثيلية قبل البدء فيها.

- مناقشة توزيع الأدوار ومن سيقوم بها.

- التأكد أن بإمكان الجميع الرؤية والسمع.

- إجراء التمارين الكافية قبل عرض التمثيلية.

- أثناء التمثيل على الممثلين مراعاة الآتي:

ألا يتحدثوا جميعهم في وقت واحد.

أن يواجهوا الجمهور.

أن يتحدثوا بصوت مسموع وواضح.

أن يستعملوا الملابس الملائمة.

- التأكد من أن الجمهور فهم الرسالة الصحيحة.

صغار الطلاب يحبون العرائس، فيا حبذا لو حاولنا استخدام مسرح العرائس لنقل الرسائل الصحية، وقد استخدم ذلك بالفعل في بعض البرامج الصحية بنجاح.

أعد مع زملائك تمثيلية تحمل رسالة حية لحل مشكلة محلية كالتدخين وأضراره على الصحة، أو مرض البلهارسيا وكيف يمكن أن نقي أنفسنا منه بالسلوك الصحي السليم، أو أي موضوع آخر مناسب لمنطقتك، ويمكنك استخدام القواعد المذكورة، كما يمكنك إيجاد أفكار للتمثيلية من الصحف المحلية أو من قصة واقعية أو أي مشكلة تم نقاشها في درس صحي، قم بأداء هذه التمثيلية مع زملائك، وقيموا أداءكم ومدى نجاحكم في إتباع القواعد والخطوات، يمكن تكرار التمثيلية لتفادي الأخطاء.

الألعاب والمسابقات

الألعاب والمسابقات من الطرق المفضلة في التعليم الصحي، ومن مميزات هذه الطريقة أنها ممتعة للمشاركين ويتم التعلم فيها بالتكرار ويمكن أن تتم خارج فصول الدراسة، وبهذا تكون نوعا من أنواع التعلم الذاتي.

من ضروب المسابقات الألعاب على الورق المقوى Board And Paper Games، يشترك فيها شخصان أو أكثر، يتنافسون على إيجاد الإجابات الصحيحة عن بعض الأسئلة الصحية، وكلما كانت معلومات اللاعب الصحية أكثر كلما كانت فرصته في التفوق أكبر. خلال هذه اللعبة يتم استيعاب المعرفة الصحية بصورة ممتعة ومشوقة. من أمثلة الألعاب المسلية لعبة الثعبان والسلم والتي يمكن استخدامها من قبل الأطفال والشباب لنقل رسالة صحية معينة (انظر الشكل).

وهناك لعبة المحاكاة Simulation Games، وفي هذه الطريقة تعطي مجموعة من

المشتركين بعض المعلومات الديموغرافية أو الصحية أو الجغرافية عن منطقة ما (خيالية)، ثم يطلب منهم وضع ميزانية الصحة لهذه المنطقة ويطلب منهم أيضا التعامل مع المشكلة كطلاب تارة وكإداريين أو معلمين تارة أخرى وهكذا. وفي هذا مزج بين المحاكاة وتمثيل الأدوار.

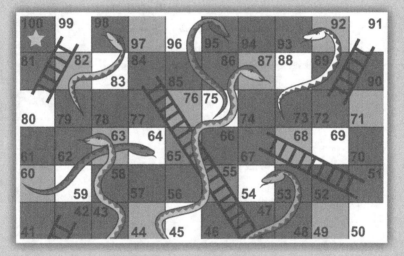

لعبة السلم والثعبان

(المصدر: كتاب أساسيات التثقيف الصحي – بيفرلي يونح وسوزان درستون).

الأناشيد

تساعد الأناشيد على تذكر بعض الرسائل الصحية المهمة، وعلينا تشجيع الطلاب لنظم القصائد والأناشيد التي تحمل رسائل صحية ترسخ بالتكرار والحفظ.

الأمثال والقصص

الأمثال والأقوال المأثورة التي يتوارثها المجتمعات غالبيتها تحض على الفضيلة. من الأمثال المعروفة «الصحة تاج على رؤوس الأصحاء لا يراه إلا المرضى»، وهو مثل رغم وضوح دلالته إلا أن لدينا تحفظا تجاهه، ويكمن التحفظ في أننا نعتقد بأن مهمتنا في الرعاية الصحية الشاملة هي أن نجعل الأصحاء ـ وليس المرضى فقط ـ يرون ويحسون هذه التيجان على رؤوسهم حتى يحافظوا عليها ويحمدوا واهب الصحة (سبحانه وتعالى) عليها، وإذا أراد المثقف الصحي الاستعانة بالأمثال السارية في المجتمع من أجل الصحة، فعليه بجمعها من مصادرها وهم كبار السن والكتب المؤلفة في هذا المجال.

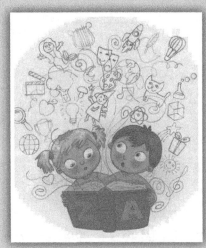

القصص والحكايات تثير مخيلات الأطفال وإذا ما أحسن استخدامها كانت أداة فعالة لغرس المفاهيم الصحية لديهم

القصص محبوبة للصغار والكبار ويمكن عن طريقها نقل العديد من الرسائل الصحية ونقد السلوك غير الصحيح بصورة غير مباشرة، كأن

تحكي قصة عن شخص عاش في الماضي وقد أوقعه سلوكه في مشكلات، وما دراسة التاريخ إلا للعبرة والتعلم وعدم تكرار الأخطاء والمثل يقول «العاقل من اتعظ بغيره»، ويقول الرسول ﷺ:«لا يلدغ المؤمن من جحر مرتين»، ويقول ﷺ:«المؤمن كيس فطن»، ويقول«الحكمة ضالة المؤمن أنى وجدها فهو أولى الناس بها»، وأخذ العبرة من القصص تعني أن نستعين على حل مشكلاتنا بتدبر خبرات الذين سبقونا.

ويمكن الاستفادة من الأجداد والجدات في موضوع القصص لأنهم يحفظون الكثير منها، كما يمكن أن تكتب القصص وتذاع من الراديو والتلفزيون.

القصة الجيدة لها خصائص ذكرها دليل التثقيف الصحي منها:

– أن تكون قابلة للتصديق.

– أن يكون لشخصياتها أسماء.

– أن يكون عمل هذه الشخصيات من نوع أعمال الناس في المجتمع.

– لا تذكر أسماء أناس معينين في المجتمع ولا أوصافهم لأن ذلك قد يثير المتاعب.

– أن تكون القصة قصيرة.

– يجب أن تنتهي القصة بمغزى واضح تماما، ويتضح للناس من خلالها ما هو التصرف الصحيح وما هو التصرف الخاطئ.

– أن يستطيع الناس سردها ونشرها.

الفصل السادس: وسائل الإعلام

نعرج قليلا على وسائل الإعلام مثل الإذاعة والتلفزيون والصحافة، لتأثيرها وانتشارها الواسع، فهي تتمتع بنفوذ قوي وأثر كبير في تغيير سلوك ونظرة وممارسة الناس، ولهذا فهي لا تخلو من خطورة إذا لم يُرشَّد استعمالها. وكما هو معلوم فإن لأجهزة الإعلام المفتوحة أثر في تشكيل الحياة، وبالفعل انتقلت إلينا عادات وتقاليد ليست منا عن طريق هذه الأجهزة، بعضها حسن وبعضها خبيث وهذا مكمن الخطورة، ومن مميزاتها والتي يمكن أن تكون من عيوبها أيضا أن الناس يصدقون ما يرد فيها، خصوصا إذا صدرت من شخصية ذات مكانة، أما تأثيرها على المعرفة الصحية فكبير للغاية، وأذكر أننا كنا نجري دراسة عن مرض الإسهال وكان أحد الأسئلة في الإستبانة الموجهة للأمهات عن الإرواء بالفم كعلاج للإسهال، وعما إذا كانت الأمهات يعرفنه أو سمعن به، فكانت إجابة الكثيرات إنهن سمعن عنه من المذياع أو التلفزيون.

يقدم التلفزيون والمذياع برامج محبوبة، ويمكننا الاستفادة من هذه البرامج بإدخال الثقافة الصحية مع ربطها بالمشكلات القائمة، لهذا السبب على المثقف الصحي الحرص على إيجاد علاقة مع الإذاعة أو التلفزيون المحلي، من أجل نشر الوعي الصحي ومن ثم إحداث التغيير الإيجابي في سلوك الناس وصحتهم، والعملية تحتاج لتنظيم وتنسيق بين وزارات التربية والتعليم والصحة ووزارة الإعلام.

بالإمكان أيضا استخدام التلفزيون والمذياع أثناء الأسابيع الصحية للقيام بالتثقيف الصحي المكثف لقضايا معينة، وقد أحدث دخول الفيديو والأسطوانات

المدمجة CD ثورة في هذا المجال، إذ صار بالإمكان التسجيل من التلفزيون على أشرطة الفيديو لعرضها لفئات المجتمع المختلفة في الأوقات المناسبة.

بقي أن نقول أن تقييم مادة التثقيف الصحي المقدمة من هذه الأجهزة مهم للغاية لمعرفة مدى تقبل الناس لها ورأيهم فيها ومدى استفادتهم منها، وقد يتم ذلك بدراسة عينات عشوائية من المستمعين والمشاهدين للتعرف على ما اكتسبوه من معرفة صحية وتغيير في السلوك والتوجيه، أو بإستبانة بريدية أو مقابلة شخصية ويعقب ذلك نقاش في التلفزيون أو المذياع لعرض نتائج التقييم.

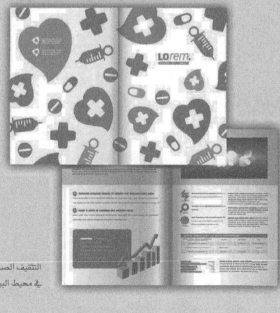

التثقيف الصحي يمكن أن يكون أداة للتغيير
في محيط البيت والمدرسة

الشرائح (البور بوينت) وأشرطة الفيديو والأسطوانات (C.D)

بالإمكان استخدام الشرائح (البور بوينت) وأشرطة الفيديو والأسطوانات (C.D)، في شتى مجالات وطرق التثقيف الصحي، فبواسطتها يمكن بث المحاضرات والندوات والعروض الإيضاحية والتثقيف الموجه لمنسوبي المدرسة من طلاب ومعلمين وإداريين وإلى أولياء أمور الطلاب وأفراد الجمهور.

ترحب كثير من الإذاعات بإذاعة إعلانات عن قضايا خاصة بالصحة، ولاشك أن مثل هذه الإعلانات تؤدي رسالة كبيرة للمجتمع، فقد تكون اعلاناً عن حدث كمهرجان صحي أو برنامج تطعيم أو تقدم رسالة صحية لتذكير المستمعين بأهمية الرعاية الصحية للأم والطفل، بعض الإعلانات يستغرق عشر ثوان، وكمثال لما يمكن أن يقال في عشر ثوان، «هذا هو الأسبوع الصحي. فتذكرن أيتها الأمهات أن لبن الثدي خير غذاء للأطفال».

حاول أن تكتب بعض رسائل صحية بأطوال مختلفة، وهذا تمرين مفيد على اختيار أهم الكلمات والأفكار والتحقق من عدد الكلمات التي يمكنك إيجاد متسع لها في الوقت المحدد. وأعرض ذلك على زملائك وناقشه مع أستاذ المادة. وإذا كان جيدا فلماذا لا تبعث به إلى الإذاعة والتلفزيون.

الفصل السابع: وسائل تعليمية أخرى

لكي يكون الإنسان معلما ناجحا عليه أن يعرف شيئين:

ماذا يعلم (الموضوع)؟

وكيف يعلم (الطريقة)؟

الطريقة التقليدية في التعليم هي الإلقاء أو التلقين، وتعتمد على المعادلة الافتراضية:

المدرس يتكلم = الطالب يتعلم

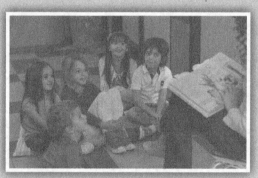

بسؤال الحضور عما ترمز إليه هذه الصورة سيعطون إجابات مختلفة يمكن أن تكون بداية لحوار طريف وهادف

نحن هنا بصدد استعراض البدائل لهذه الطريقة التقليدية والتي لم تعد الطريقة المثلى للتعليم كما يجمع على ذلك اختصاصيو التعليم، يحبذ هؤلاء أساليب كثيرة من أهمها أسلوب حل المشكلات باعتباره وسيلة أفضله لاستيعاب المادة وأدعى ليس فقط للتذكر، بل للممارسة. نعرض في هذا الفصل طرقا أخرى تلخصها الأمثال التي تقول (ليس من رأى كمن سمع)، والمثل الصيني الذي يقول (إذا سمعت فإنني أنسى، وإذا رأيت فإنني أتذكر، وإذا عملت فإنني أكون قد علمت). الوسيلة الأفضل إذن

هي التعلم باستخدام حواس السمع والبصر، بالإضافة إلى الممارسة التطبيقية وهذا يستدعي استخدام الوسائل السمعية والبصرية Audio – Visuals، ومن بينها التلفزيون والسينما والفيديو والأسطوانات المدمجة والشرائط المسجلة.

الأفلام:

ليس من السهل إنتاج أفلام جيدة في مجال التثقيف الصحي، أما إن وجدت فإن لها تأثير كبير لما فيها من جهد وتقنية متقدمة، ولكن من عيوبها ارتفاع تكلفتها.

الوسائل البصرية:

تضم الوسائل البصرية مجموعة كبيرة من الأدوات التي تستخدم بكفاءة عالية في التثقيف الصحي ومنها:

السبورة:

لقد جدت بدائل كثيرة للسبورة، من أهمها استخدام الشرائح (بور بوينت)، إلا أن السبورة ما زالت تستخدم، ولا بد من مراعاة القواعد التالية في استخدامها:

لا تكتب على السبورة وتتكلم في آن واحد، فإذا ما تكلم المعلم وهو يواجه السبورة، فإن كلماته لن تسمع بشكل جيد، كما أنه يعطي ظهره للمستمعين.

يجب أن تكون الكتابة على السبورة واضحة ومرئية من أبعد طالب عن السبورة.

لا يحتاج الأمر إلى كتابة كل شيء على السبورة وإنما يكتفى ببعض الكلمات المعبرة أو النقاط المهمة أو الشكل الإيضاحي.

الأشكال التي ترسم على السبورة يجب أن تكون بسيطة بقدر الإمكان، وإذا كان هناك شكل إيضاحي مهم للمناقشة فيجب رسمه قبل بدء النقاش.

جهاز عرض الشفافيات (Overhead Projector)

يغني استخدام هذا الجهاز عن استخدام السبورة، وهو وسيلة متقدمة نوعا ما عن السبورة، ومن مميزاته أنه باستطاعة المعلم أو من يستخدمه مواجهة المشاركين والتحدث إليهم أثناء استخدامه، بالإضافة إلى إمكانية إعداد شرائح دائمة يمكن إعادة عرضها. كل القواعد المذكورة في استخدام السبورة تنطبق على استخدام جهاز عرض الشفافيات.

جهاز عرض الشرائح Power Point

من الأجهزة المهمة في التثقيف الصحي والتي تزايد استخدامها في السنوات الأخيرة حتى كاد أن يطغى على أي وسيلة أخرى. لاستخدامه قواعد وخصائص منها:

- يجب اختيار الشرائح بعناية لبلوغ هدف الدرس المحدد.
- يجب ألا يكتب على الشريحة أكثر من بضع كلمات أو جمل محدودة أو رسم صورة.
- يمكن استخدام الجهاز للتعلم الذاتي، وعادة ما تكون هناك مجموعات معدة من الشرائح، كل مجموعة منها نحو ٢٤ شريحة قد تزيد أو تنقص، وتبرز كل مجموعة منها موضوعا معينا.

توجد كمية وافرة من الشرائح على الانترنت يمكن الاستعانة بها، كما أن إعداد الشرائح أمر ميسور.

الملصقات (Posters)

الملصق هو قطعة من الورق بحجم مناسب يرسم عليه كلمات أو صور تنقل رسالة صحية معينة، وتستخدم الملصقات بكثرة لأغراض الدعاية التجارية، وبالإمكان استخدام الملصقات لتقديم التثقيف الصحي في المدارس.

لابد من اختيار الملصقات قبل استخدامها للتأكد من جدواها، ويستحسن تصميم الملصق بالتعاون مع أفراد المجتمع وإنتاجه باستخدام المواد المحلية.

الصور الفوتوغرافية (Photographs)

الصور الفوتوغرافية الجيدة تجذب الانتباه ويمكن استخدامها عند القيام بتثقيف مجموعة أو في نشاطات الأطفال، كاللعب والمسابقات (يمكن أن يلائم الأطفال بين صورة ومعلومة صحية)، ويمكن الحصول على الصور لاستخدامها في أغراض التثقيف الصحي من الصحف والمجلات والتقاويم والدعايات والانترنيت.

اللوحات الوبرية (Flannel Graphs)

اللوحة الوبرية هي لوحة مغطاة بقماش وبري (نسيج من الجوخ)، ويمكن وضع الصور أو العبارات على هذه اللوحة لشرح رسالة صحية معينة، وتساعد اللوحة الوبرية على التسلسل المنطقي وذلك بوضع الصور بتسلسل معلوم.

تستخدم هذه اللوحات لتثقيف المجموعات الصغيرة وهي قريبة الاستعمال من الملصقات، غير أن تغيير الصور بها أسهل وليس من الصعوبة أن نصنع اللوحة الوبرية بأنفسنا ويمكن الرجوع إلى دليل التثقيف الصحي لمنظمة الصحة العالمية لكيفية عمل اللوحة الوبرية.

كقاعدة عامة في جميع ما سبق ذكره لا تدر ظهرك للمشاهدين، بل واجههم وقم بإشراكهم في الحوار .

المجسمات (Models)

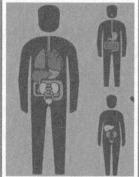

بالإمكان صناعة المجسمات التي تعين على فهم الموضوع المطروح للتثقيف الصحي، وبالإمكان أيضا الحصول على مجسمات جاهزة (كأجزاء جسم الإنسان)، مصنوعة من البلاستيك من المنظمات العالمية كالصحة العالمية واليونيسيف.

الدلائل والمذكرات
(Handouts & Manuals)

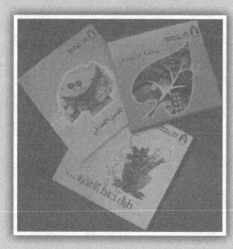

يساعد وجود دليل أو مذكرة توزع أثناء أو بعد طرح موضوع التثقيف الصحي في ترسيخ الموضوع في الأذهان، إذ أن الدليل أو المذكرة يكون بمثابة المرجع في الموضوع ولا بد أن يكون ترتيب المادة في الدليل أو المذكرة متسلسلا تسلسلا منطقيا.

بعض القواعد العامة في استخدام الوسائل السمعية والبصرية

عند استخدام الوسائل، يجب أن تكون الصورة أو الرسالة المصورة:

– مرئية من جميع الحاضرين.

– بسيطة وغير معقدة.

– لها علاقة بموضوع الدرس.

– أن يتوافق الشرح والصورة.

– أن تكون بلغة عربية سليمة.

– أن تكون الكلمات قليلة وبسيطة.

– استخدام الألوان لجذب الانتباه.

الفصل الثامن: الأسابيع الصحية والمعارض

إن تخصيص أسبوع للمرور أو للشجرة أو للنظافة يسهم في التوعية والترفيه في آن واحد، وكلنا يعرف أن إشاعة البهجة والأمل في النفس أمر مطلوب لذاته، لقد صارت الأسابيع والمعارض التي تقام أثناءها محبوبة لدرجة أن الناس ينتظرونها ويزدحمون على نشاطاتها، والتركيز مرة في العام على فكرة صحية معينة كسلامة الطفل مثلا يجعل من الممكن توجيه اهتمام الناس وكسب اقتناعهم بالفكرة، ومن ثم بأهمية القيام بما تدعو إليه من سلوك صحي.

لقد كان موضوع الأسبوع الصحي في أحد الأعوام الماضية «فلنتحدث عن الصحة» وهي فكرة تدعو للنقاش والحوار عن الصحة وأهمية حفظها وكيفية المحافظة عليها.

أسابيع الصحة تشكل فرصة ذهبية للمثقف الصحي لكي يعرض موضوعه بشكل مشوق ومقنع، ولذا تتنافس الجهات المختلفة في إقامة المعارض حتى تجتذب المشاهدين والزائرين، وقد تحتاج هذه المعارض لإمكانات كبيرة يمكن الحصول

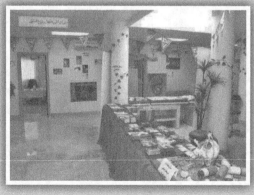

عليها من إدارة التربية والتعليم أو الـوزارات المختلفة والشركات، ولا تتردد هذه الجهات عادة في توفير الإمكانات نظرا للمردود الإعلامي لها من المعارض.

الوسائل التثقيفية في المعارض والأسابيع الصحية

من مميزات الأسابيع الصحية والمعارض أن كل الوسائل المتاحة للتثقيف الصحي يمكن استخدامها فيها، مثل الملصقات والمجسمات والعروض الإيضاحية وأفلام الفيديو والكمبيوتر والحوار والمناقشة مع المشاهدين والزائرين، وقد يكون هناك نشاط مواز خلال هذه الأسابيع من وسائل الإعلام المفتوحة كالإذاعة والتلفزيون وذلك بإقامة الندوات والمحاضرات لدعم فكرة الأسبوع الصحي والدعاية للمعارض.

من يقوم بالتثقيف الصحي في المعارض؟

توفر المعارض الصحية الفرصة لمشاركة كل من يستطيع تقديم التثقيف الصحي من المعلمين وطلاب المدارس، ولا بد أن يتدرب هؤلاء على شرح المعروضات أو الإجابة على أسئلة الزائرين.

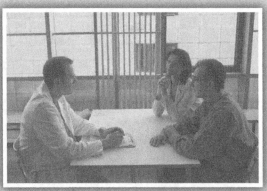

ولا بد من اختيار الوقت المناسب لإقامة المعارض الصحية، فمثلا يستحسن تجنب فصل الأمطار أو الوقت الذي يكون فيه الجو شديد البرودة أو شديد الحرارة.

صورة ميكروسكوبية لبعض أنواع الميكروبات تصبح منطلقا لحوار حول موضوع الأمراض المتنقلة

ليس بالضرورة أن تكون المعارض الصحية بحجم كبير، إذ من الممكن أن تقام المعارض البسيطة بقاعة محلية أو في مكان مناسب ويستحسن تخصيص فكرة واحدة لمثل هذه المعارض، مثل التغذية المدرسية أو الأمراض المتنقلة، وفي هذه الحالة يمكن استخدام نماذج مصغرة لأنواع الطعام أو الحشرات الناقلة للمرض، ولا بد من عرض النماذج مرتبة مع ترقيمها وكتابة الشرح عليها حتى يستطيع الزائر أن يقرأ هذه الشروح إن لم يكن هناك من يقدم الشرح.

يشارك المجتمع كأفراد وكمنظمات في إقامة المعارض الصحية، خصوصا في صنع النماذج، حيث يشترك النجار والبناء والخياط وطلاب المدارس والمعاهد الصحية، ويمكن استخدام مواد كالعجائن الورقية والصلصال والقماش.

وعندما تنتهي فترة المعرض بالإمكان تصوير ما به من معروضات على أفلام الفيديو لعرضه بالتلفزيون أو الفيديو في المؤسسات الصحية والتعليمية، كالمراكز الصحية والمستشفيات والمدارس والجامعات، ويجب تخزين المعروضات في مكان مناسب لاستخدامها مرة أخرى.

خطط مع زملائك لإقامة معرض صحي صغير لبث معلومات صحية أو فكرة معينة عن موضوع صحي «كأولويات الصحة المدرسية» أو «الغذاء الصحي المدرسي» على أن تحتوي عناصر الخطة على الآتي:

- موضوع المعرض أو فكرته وأهميته.
- أهداف المعرض.
- مكان إقامة المعرض.
- المواد المطلوبة للمعرض مع توضيح المتوفر منها وكيفية توفير المواد.
- ميزانية تفصيليه للمعرض.
- من سيقوم بالعمل في إعداد المعرض، ومن سيقوم بالشرح.
- ما الأنشطة التثقيفية التي تقدم أثناء المعرض ومن يقوم بها؟
- كيفية إشراك المجتمع في إعداد المعرض؟
- خطة لجذب الزائرين للمعرض.
- أوقات المعرض مع وضع جدول زمني للذكور والإناث من طلاب ومعلمين.
- تقييم مدى الاستفادة من تجربة المعرض للقائمين عليه والمشتركين فيه والزائرين له.

الباب الرابع

تخطيط وإدارة برامج التثقيف الصحي

- مقدمة:
- الفصل الأول: التخطيط لبرامج التثقيف الصحي
- الفصل الثاني: إدارة برامج التثقيف الصحي
- الفصل الثالث: تقويم برامج التثقيف الصحي

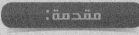

مقدمة:

«التخطيط هو محاولة الوصول إلى أهداف محددة في فترة زمنية معينة، بأسهل الطرق وأقل التكاليف».

يشمل هذا التعريف عدة عناصر أساسية هي: الأهداف التي نرمي إليها، والفترة الزمنية التي سوف يستغرقها التنفيذ، والوسائل التي سوف نستخدمها، والتكاليف.

ولكي نقوم بالتخطيط لأي برنامج بما في ذلك التثقيف الصحي لا بد أن نثير الأسئلة التالية ونحاول أن نجيب عليها:

ماذا؟ (ما هي الأهداف).

لماذا؟ (مبررات البرنامج).

من؟ (من هم المستفيدون من هذا المشروع).

لمن؟ (الوسائل التي سوف نستخدمها للوصول إلى الأهداف).

متى؟ (الوقت المحدد لتنفيذ الخطة).

أين؟ (المكان الذي سوف تنفذ فيه الخطة).

وكلما كان التخطيط معداً بأسلوب علمي، وعلى أساس معلومات دقيقة، ومنهج واضح، كلما كان أجدى وأفضل.

فيما يلي سوف نناقش المقومات الأساسية للتخطيط الصحي الذي يستطيع الرائد الصحي أو المعلم أو الإداري في المدرسة أن يستفيد منه في التخطيط الصحي المدرسي.

التخطيط هو محاولة الوصول إلى أهداف محددة في فترة زمنية معينة بأسهل الطرق وأقل التكاليف

الفصل الأول: التخطيط لبرامج التثقيف الصحي

١ - جمع المعلومات

يجب ان يتوفر لدينا قدر كاف من المعلومات لكي نستطيع ان نخطط للتثقيف الصحي بشكل علمي سليم. فمثلا لو كان هدفنا توعية السكان بأهمية الماء النقي لمكافحة أمراض الجهاز الهضمي، فان هذا يستدعي أن يكون لدينا معلومات كافية عن مدى انتشار أمراض الجهاز الهضمي، وطبيعة الماء المتوفر، ومدى صلاحيته للشرب، وعدد السكان الذين يستعملونه، والوسائل التي يمكن استعمالها لتنقية الماء، والتكاليف التي سوف ننفقها.

المناسبات الاجتماعية يمكن أن تستغل بذكاء في جمع معلومات عن القضايا الصحية في المجتمع

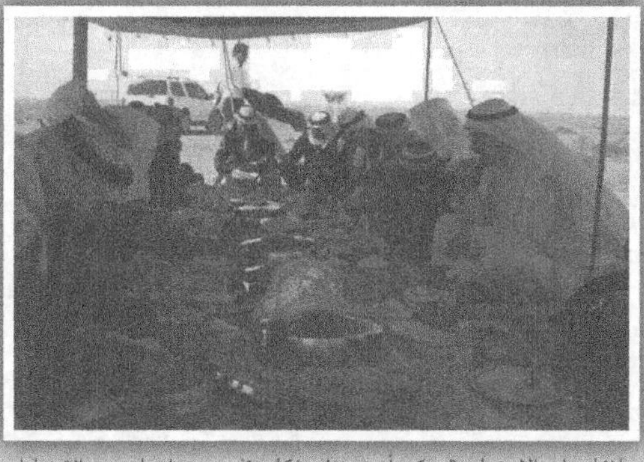

قد لا تتوفر كل هذه المعلومات ولكن كلما توفر قدر كبير منها كلما كان التخطيط أفضل. قد نجد أنفسنا في وضع لا تتوفر فيه كل هذه المعلومات، ففي هذه الحالة نبدأ بالمعلومات الموجودة لدينا ونخطط على أساسها، على أن يكون من ضمن الخطة جمع معلومات أكثر لتحسين الخطة وتطويرها.. الخلاصة هي اننا كلما توفر لنا معلومات أكثر وأحسنا استخدام هذه المعلومات، كلما كان نجاح الخطة أكبر.

لنفترض أننا نتصدى للمشكلة التالية: في قرية ما وجد ان نسبة الأسهال عالية بين أطفال القرية ومن بينهم تلاميذ المدرسة، وأن السبب في ذلك هو عدم نقاء الماء الذي يشرب منه سكان القرية. المثقف الصحي مطالب بأن يضع خطة هادفة لتوعية السكان بمشكلة الأسهال وعلاقته بنقاء الماء وبالتالي ضرورة تنقية الماء.

ماهي الوسائل التي يتخذها المثقف الصحي في جمع المعلومات؟
هناك ثلاثة بدائل.

البديل الأول.. ان يعتمد المثقف الصحي على الانطباع العام الذي قد يستقيه من طبيب المركز الصحي أو من الوحدة الصحية بالمدرسة (حالات الإسهال كثيرة)، ويضع خطته على هذا الأساس، مكتفيا بهذا الانطباع العام، ولكن بدهي أن مثل هذه الخطة لن تكون مستوفاة لأنها مبنية على فكرة عامة ليست مدعمة بالإحصاء والأرقام، وقد لا يستطيع بسهولة أن يقنع الناس بالعلاقة بين الإسهال وعدم نقاء الماء.

البديل الثاني... أن يستخرج من ملفات المركز الصحي أو من الوحدة الصحية بالمدرسة عدد حالات الإسهال، وبالتالي يستفيد من هذا الإحصاء في إبراز المشكلة، وبذلك يدلل للسكان على أن حالات الإسهال بين الأطفال أكثر من المعدل مقارنة بفترة ماضية أو بمجتمع آخر، وأن هذا يعني أن هناك مشكلة هي عدم نقاء الماء.

البديل الثالث... أن لا يكتفي المثقف الصحي بحصر حالات الإسهال التي سجلت في المركز الصحي أو إدارة المدرسة، إذ أنها لا تعكس طبيعة المشكلة في المجتمع ككل، فهناك حالات إسهال كثيرة قد لا تصل إلى المركز الصحي أو لم تسجلها الوحدة الصحية في المدرسة وربما عولجت في المنازل، ومن ثم يجري المثقف

الصحي إستبيانا في البيوت يسأل أصحابها عن حالات الإسهال بين الأطفال. لا شك أن مثل هذه المعلومات المستفيضة سوف تساعده على إبراز المشكلة في صورة أفضل وبالتالي إقناع الأهالي بضرورة إيجاد حل لها.

استعرضنا هذه البدائل الثلاثة، ويستطيع المثقف الصحي أن يختار واحدا منها بناء على الإمكانات المتوفرة لديه، والوقت المسموح به لوضع الخطة، وحجم المشكلة التي يتصدى لها وطبيعة المجتمع.

هذا مثال واحد، ويمكن أن نطبق فكرته على أي مشكلة يتصدى لها المثقف الصحي ويحاول أن يضع لها خطة عمل.

هناك مصادر عديدة لجمع المعلومات يستطيع المثقف الصحي أن يستفيد منها في تخطيطه للبرامج الصحية، من هذه المصادر المركز الصحي أو المستشفى، والمعلومات المتوفرة لدى الدوائر الحكومية وغير الحكومية التي لها علاقة بالمشكلة، والمجتمع نفسه بما في ذلك قادة المجتمع والآباء والأمهات وأخيراً وليس آخراً الوحدة الصحية المدرسية، كما يستطيع المثقف الصحي أن يرجع إلى التقارير والدراسات التي سبق أن وضعت عن المشكلة، وكلما كانت الخطة التي يضعها مبنية على معلومات دقيقة كلما كانت أفضل وأكثر جدوى.

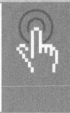

لاحظ الرائد الصحي في إحدى المدارس أن نسبة تسوس الأسنان عالية بين الطلاب. ويريد أن يضع خطة لتوعية الطلاب بأهمية العناية بنظافة الأسنان، ما هي المعلومات التي يجب أن يجمعها حتى يستطيع أن يضع خطة عمل جيدة لتوعية الطلاب؟

٢- وضع الأهداف

عندما يتصدى المثقف الصحي للتخطيط لمشكلة ما، فإنه يسعى للوصول إلى هدف معين (أو مجموعة من الأهداف)، هذا الهدف يجب أن يكون محددا وواضحا ومكتوبا، ولنعط أمثلة على ذلك.

قد يتصدى المثقف الصحي لحل مشكلة تسوس الأسنان في المدرسة، ومن ثم يضع واحدا من الأهداف الثلاثة التالية:

أ - أن يعرف الطلاب العلاقة بين تسوس الأسنان وقلة العناية بنظافة الفم والأسنان.

ب - أن يبدأ الطلاب في برنامج للعناية بالفم ونظافة الأسنان.

ج - أن ينجح البرنامج المشار إليه، بحيث يصبح ٧٥٪ من الطلاب معتادين على نظافة الفم والأسنان خلال ستة أشهر من بداية البرنامج.

ما الفرق بين الأهداف الثلاثة؟

الهدف الأول، هدف قاصر ومحدود، لأنه يسعى فقط إلى توعية الطلاب بأسباب المشكلة، ولكنه لا يسعى لتحويل هذه المعرفة إلى اتجاه أو عمل. لا نقول أن مثل هذا الهدف سيىء فهو على كل حال أفضل من لا شيء، ولكنه هدف قاصر وقد لا يؤدي إلى نتائج جيدة.

الهدف الثاني هدف أفضل وأجدى، فالرائد الصحي هنا يسعى إلى تعريف الطلاب بالمشكلة وتحفيزهم على العمل لحل هذه المشكلة، إلا أن الهدف غير محدود بنقطة معينة أو بفترة زمنية، وبالتالي فنحن لا نستطيع أن نقيس مدى نجاحنا في تحقيقه بأي مقياس.

أما الهدف الثالث فهو يسعى إلى تعريف الطلاب بأسباب المشكلة وإلى تحفيزهم لمكافحتها مع تحديد نقطة الوصول، (الارتفاع بمستوى العناية بنظافة الفم والأسنان إلى ٧٥٪)، وفي فترة زمنية معينة (٦ أشهر).

أي هذه الأهداف الثلاثة أفضل

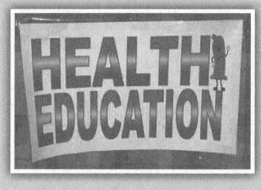

الهدف الأول هدف قاصر، والهدف الثاني جيد، أما الهدف الثالث فهو الأفضل، الهدفان الأول والثاني لا يرتكزان على معلومات وافية، يكفي في هذه الحالة أن يعرف الرائد الصحي أن هناك مشكلة انعدام العناية بنظافة الفم والأسنان، لكن ليس لديه أرقام ولا إحصاء يستطيع أن يبني عليهما خطة عمل جيدة.

أما الهدف الثالث فهو مبني على أرقام وإحصاءات (معدل العناية بنظافة الفم والأسنان لدى الطلاب)، يستطيع الرائد الصحي بواسطتها أن يضع خطة علمية للوصول إلى أهداف محددة في فترة زمنية معينة.

لا ندعي أن الرائد الصحي سيكون لديه دائما معلومات دقيقة تساعده على التخطيط العلمي، لكننا نقول أنه كلما توفرت له معلومات وأرقام كلما كانت وسيلته في إعداد برامجه التثقيفية وسيلة علمية منهجية.

فكر في مشكلة صحية في مدرستك وحاول أن تضع هدفا أو أهدافا لحل هذه المشكلة، حاول أن تضع ثلاثة أهداف مختلفة على النمط الذي سبق أن ذكرناه.

٣ - تحديد الأولويات

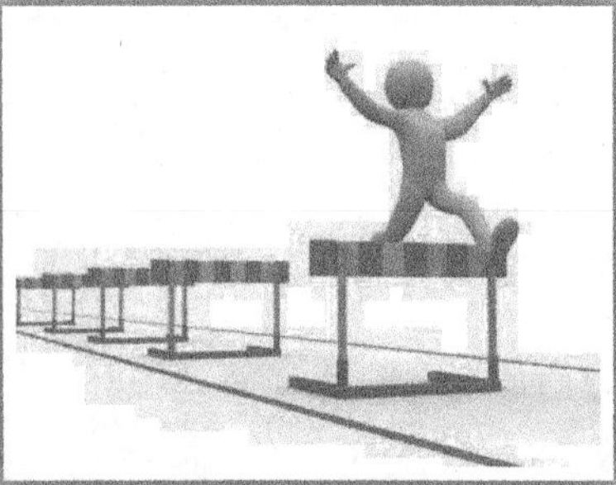

لن تستطيع أن تحل كل المشاكل في آن واحد.. إذن عليك أن تحدد الأولويات، بمبدأ (بالأهم ثم المهم).

هب أنك رائد صحي عينت في مدرسة، وبعد فترة من الزمن استطعت أن تلم إلماماً كافياً بكثير من القضايا وأردت أن تضع خطة عمل وتنفذها خلال السنة الأولى من عملك. قطعا ستجد أن هناك كثيرا من المشكلات التي يجب أن تتصدى لها، لكن الإمكانات المحدودة لا تجعلك قادرا على التصدي لكل هذه المشكلات في وقت واحد.

إذاً ما هو الحل؟

الحل هو أن تضع لنفسك أولويات، بمعنى أن تبدأ بالأهم ثم الأقل أهمية. فإذا افترضنا مثلا أن القضايا المطروحة أمامك، والتي يجب عليك أن تثقف الطلاب حيالها وتغير سلوكهم تجاهها أو تقنع إدارة المدرسة بها هي: مكافحة

كلما كان حل المشكلة أسهل كلما أعطاها ذلك درجة أعلى في سلم الأولويات

التدخين، أو إصلاح مقصف المدرسة، أو إصحاح بيئة المدرسة، أو أن يتلقى الطلاب دروسا في الإسعاف الأولي وإنقاذ الحياة، أو أن تقرر إدارة المدرسة برنامجا للتغذية المدرسية، أو التوعية بأسباب الصمم، هذه ستة مشاكل صحية هامة وإذا افترضنا أن الإمكانات المتوفرة تتيح لك التصدي لبعض هذه المشكلات وليس كلها مجتمعة خلال ستة أشهر، ماذا تفعل؟

أنت مطالب بأن تحدد لنفسك الأولويات.

السؤال.. على أي أساس تحدد الأولويات.

هناك بضعة معايير متفق عليها تساعدك على تحديد الأولويات.. منها:

أ – حجم المشكلة

كلما كان عدد الطلاب المعرضين لهذه المشكلة أكبر، كلما كانت المشكلة أهم في سلم الأولويات.

ب – أهمية المشكلة

أيهما أكثر أهمية: التوعية بأسباب الصمم أم إصلاح مقصف المدرسة؟

ج – إمكانية حل المشكلة

كلما كان حل المشكلة أسهل، كلما أعطاها ذلك درجة أعلى في سلم الأولويات، فمثلا أيهما أسهل برنامج تحسين البيئة أم برنامج التغذية المدرسية؟

د – تقبل إدارة المدرسة

كلما زاد تقبل إدارة المدرسة لفكرة البرنامج، كلما أعطى للبرنامج أولوية في التنفيذ.

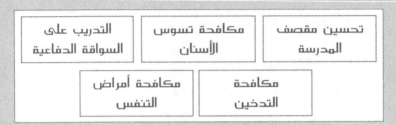

تحسين مقصف المدرسة	مكافحة تسوس الأسنان	التدريب على السواقة الدفاعية
مكافحة التدخين	مكافحة أمراض التنفس	

من بين العديد من النشاطات قد يختار المثقف الصحي بضع أولويات يوليها اهتمامه

إذن الأولويات مسألة نسبية، تعتمد على طبيعة المدرسة والظروف المحيطة بها. خلاصة القول أن الرائد الصحي الذي يخطط للبرامج التثقيفية يجب أن يختار البرامج التي تكون لها الأولوية والتي يمكن تطبيقها بالإمكانات المتوفرة لديه.

E - اختيار الوسائل

لنتذكر معا المقولة المعروفة «ليس المهم ما تقوله، لكن كيف تقوله»، هذا يعطينا فكرة عن أهمية اختيار الوسيلة لتوصيل الرسالة إلى الناس، فإذا عرفنا أن مهمة التثقيف الصحي ليست فقط إيصال المعرفة إلى الطلاب ولكن تطوير المعرفة إلى اتجاه وسلوك، أدركنا أهمية اختيار الوسيلة أو الوسائل لإيصال هذه المعرفة وبالتالي تحويلها إلى سلوك.

اختيار الوسيلة (أو الوسائل) المناسبة يعتمد على أشياء كثيرة، منها الإمكانات المتوفرة، وطبيعة الطلاب الذين يتلقون الرسالة، وسنهم وجنسهم (ذكور أم إناث)، وإمكانية مشاركتهم الفعلية فيها، وطبيعة المشكلة، كما يجب أن تتسم الوسيلة بالبساطة والموضوعية والقدرة على التأثير، وأن تكون مقبولة لدى المستهدفين لها. (راجع وسائل التثقيف الصحي في الباب الثالث).

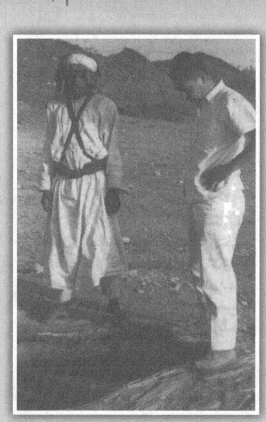

على المثقف الصحي أن يستفيد من
لقائه بالناس لنشر الوعي والمعرفة
الصحية. وهـو في ذلك يستخدم
الإمكـانـات والجـهـود مـن حوله
استخداما جيدا في سبيل إنجاح
مشاريعه.

فكر في ثلاث مشكلات صحية تريد أن تخطط لها
لتثقيف طالبات مدرسة ابتدائية، حدد وسائل ملائمة
للتثقيف الصحي ووسائل أخرى غير ملائمة.

٥ - تحديد المصادر المتاحة

التخطيط الصحي يعتمد إلى حد كبير على المصادر المتاحة. ونعني بها المصادر البشرية والمادية.

إذا لم تكن هناك مصادر مالية متوفرة، فيجب أن نستعمل أبسط الوسائل للوصول إلى أهدافنا وفي حدود الإمكانات التي لدينا، ويجب ألا ننسى أن المجتمع نفسه يجب أن يشارك في تمويل الكثير من المشاريع الصحية المدرسية، فمثلا لو كنا في حاجة إلى لوحات إرشادية أو إلى مطبخ صغير لتدريب الطالبات على أفضل الوسائل للاستفادة من المواد الغذائية الموجودة في المجتمع.. يمكن للمجتمع نفسه خاصة الأفراد القادرين فيه أن يتبرعوا لتمويل مثل هذا المشروع مما يعطيهم إحساسا بالمسؤولية.

العلاقات العامة والإنسانية تستقطب الآخرين للمشاركة

يجب أن نذكر أن كثيرا من الناس الذين من حولنا قابلين للتدريب، ويمكننا بشيء من الجهد أن ندربهم للقيام كمتطوعين بأعمال كثيرة في مجال التثقيف الصحي.

وإذا كان هناك جهاز تلفزيون وفيديو وشرائح في المدرسة يجب أن نستخدمها، لكن إذا لم تكن موجودة فعلينا أن نخطط لبرامجنا على ضوء الإمكانات المتوفرة. مرة أخرى ننبه إلى أن المجتمع قادر على المشاركة في العطاء، وعلى إمداد المشاريع الصحية المدرسية بالإمكانات، طالما كان مقتنعا بجدواها.

أذكر ثلاثة مشاريع للتثقيف الصحي تريد أن تنفذها، حدد كيف يمكنك أن تزيد من المصادر المتاحة بمشاركة المجتمع.

المثقف الصحي النشط يستطيع أن يحصل على مصادر تمويل من المؤسسات الحكومية والأهلية وأفراد المجتمع

٦ - الجدول الزمني

عين رائد صحي في أحدى المدارس، وبدأ في إعداد برامج صحية متعددة بدون أن يحدد لنفسه برنامجا زمنيا، ورائد صحي آخر بدأ بأن وضع لنفسه برنامجا زمنيا، وحدد لنفسه برامج معينة ينفذها في السنة الأولى، وبرامج أخرى ينفذها في السنة الثانية.

أيهما أفضل؟ لا شك أن الرائد الصحي الثاني في وضع أفضل، لأن البرنامج الزمني يساعده على تحديد الأهداف واختيار الأولويات ووضع خطة عمل سليمة، كما أنه في وضع أقدر على تقييم برامجه وتحديد مواطن النجاح والفشل فيها. ومن هنا فإن وضع برنامج زمني محدد للتنفيذ عنصر أساسي في أي خطة عمل.

قبل أن ننهي حديثنا عن التخطيط وننتقل إلى مرحلة التنفيذ، يستحسن أن نتذكر بضعة أشياء أساسية يجب أن تتوفر في خطة العمل.

خطة العمل يمكن أن تتعرض إلى بعض التغيير والتبديل قبل أن توضع في صورتها النهائية. وقد تكون خطة مختصرة لا تزيد عن خمس صفحات، وقد تكون

خطة مطولة تقع في خمسين صفحة أو أكثر، وذلك حسب نوع المشكلة وحجمها وطبيعة المدرسة والإمكانات المتوفرة والمعلومات الموجودة، وبصرف النظر عن حجم الخطة، فإنها يجب أن تكون مكتوبة على الورق لأن الخطط التي لا تكتب على الورق تنسى تفاصيلها، كما يجب أن تكون الخطة واضحة وقابلة للتنفيذ، بالإضافة إلى أنها خطة ديناميكية أي قابلة للتغيير إذا استدعى الأمر.

كلما شارك الآخرون من إداريين ومعلمين وطلاب في وضع الخطة، كلما زادت إمكانية نجاحها. الرائد الصحي الذي يضع خططه لوحده وبدون مشاركة أسرة المدرسة، سوف يفتقد عنصر الحماس لديهم، ويفتقد إيجابياتهم عند التنفيذ، ليس هذا فحسب، بل يجب أيضا مشاركة المستهدفين من هذه الخطة أي الطلاب، إذ كلما شارك الطلاب في وضع الخطة بالرأي والمشورة والحوار والنقاش كلما كان ذلك أقرب لتحقيقها وتنفيذها، أما الخطط التي توضع في معزل عن المستفيدين منها بحجة أنهم ليسوا مهيئين للتخطيط أو أنهم غير قادرين على الفهم، فإن تطبيقها أصعب واحتمال الفشل فيها أقرب.

لجنة أصدقاء الصحة:

لجنة أصدقاء الصحة إحدى الدعامات الأساسية في أي مجتمع لنشر الوعي الصحي والثقافة الصحية، ومساعدة أفراد المجتمع على تبني عادات صحية جيدة، يجب على لجنة أصدقاء الصحة أن يكون لها أهداف واضحة محددة وأن تكون هذه الأهداف موضوعة على الورق وأن يكون الأمر بين أعضائها شورى وأن تبرمج

هذه الأهداف إلى خطط عملية، ولا يقتصر دورهم على التخطيط، وإنما يتعدى ذلك إلى متابعة التنفيذ والتقويم المستمر.

> **التخطيط لبرامج التثقيف الصحي**
>
> فيما يلي مشكلة يستدعي حلها حوارا جماعيا بين الدارسين. ينقسم الدارسون إلى عدة مجموعات كل مجموعة تتكون من ٨ - ١٠ دارسين يختارون من بينهم منسقا يدير الحوار وآخر مقرراً يلخص ما يدور من حوار. تبحث كل المجموعات نفس المشكلة.

أ - حلقات النقاش وتسجيل ما يدور فيها

عينت حديثا كرائد صحي في مدرسة قروية، يسكن القرية حوالي عشرين ألف نسمة، المشكلات الصحية الرئيسة هي الأمراض السارية وتدني صحة البيئة وعدم الوعي الصحي الكافي إلى جانب بعض أمراض الحضارة الحديثة مثل مرض السكري وارتفاع ضغط الدم. عليك أن تضع خطة عمل لبرامج تثقيفية تقوم بها في السنة الأولى من عملك.

المطلوب هو أن تضع الإطار العام للخطة بما في ذلك نوعية المعلومات المطلوبة، ومصادرها، والأهداف، والأولويات، والوسائل، والإمكانات المطلوبة والجدول الزمني. لاحظ أنك بهذا تخدم مدرستك بمحاولتك التثقيف الصحي في المجتمع المحيط بها.

يستغرق التمرين حوالي ساعتين. على كل مجموعة أن تلخص نتائج هذا الحوار.

ب - عرض النتائج ومناقشتها

يقوم المقرر في كل مجموعة بعرض نتائج الحوار، في فترة زمنية لا تتجاوز بضع دقائق مع استخدام وسائل الإيضاح مثل الشرائح. يدور حوار بين الدارسين حول ما توصلوا إليه من آراء، ينتقدون بعضهم بعضا بأسلوب هادف بناء، ويستخلصون إطارا عاما متكاملا لخطة العمل. يستغرق النقاش حوالي ساعتين.

بعد ذلك تطبع هذه الخطة وتوزع عليهم ليتدارسوها.

٦ - التنفيذ والمتابعة والتقويم

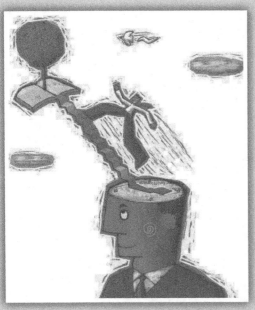

كثيرة هي الخطط التي لا تنفذ أو التي تنفذ على أساس غير سليم. حدثني خبير من منظمة الصحة العالمية بأنهم وضعوا خطة لتطوير القوى البشرية في إحدى دول أمريكا اللاتينية، واستغرق وضع الخطة أربع سنوات جمعوا فيها معلومات مستفيضة عن الوضع الصحي،

وبعد أن انتهى وضع الخطة ظلوا يناقشونها ويغيرون ويبدلون فيها واستغرق ذلك نحوا من سنتين، ثم استغرق منهم الأمر أيضا سنة أو سنتين حتى يحددوا المصادر التي يحتاجونها لعملية التنفيذ. وعندما جاء وقت التنفيذ الفعلي وجدوا أن المعلومات التي سبق أن جمعوها تغيرت وتبدلت وأصبحت لا قيمة لها. هذا نموذج لخطة لم توضع موضع التنفيذ بسبب التسويف والتأجيل.

مشكلة أخرى تواجه التنفيذ وهي عدم المتابعة والتقويم، ومن هنا جعلنا التنفيذ والمتابعة والتقويم معا وحدة واحدة.

الفصل الثاني: إدارة برامج التثقيف الصحي

إدارة برامج التثقيف الصحي أمر مهم للغاية، ذلك أن عنق الزجاجة في أي مشروع هو إدارته، إذا حسنت نجح المشروع، وإذا ساءت أصابه الفشل.

هناك عدة تعريفات للإدارة نختار بعضها:

- «الإدارة هي القدرة على اتخاذ القرار».
- «الإدارة هي العمل على تحقيق الأهداف».
- «الإدارة هي استعمال الموارد بكفاءة».
- «الإدارة هي الوصول إلى الأهداف المحددة».

ناقش هذه التعريفات وحاول أن تجد الرابط الذي يربط بينها وحاول أن تختار التعريف الذي تستحسنه.

سنتناول عدة جوانب من الإدارة، منها: الخريطة الإدارية، المركزية واللامركزية، التفويض، توزيع العمل، الإشراف، التنسيق، الاتصال، الشورى، التنظيم، التدريب.

لن نخوض في هذه الجوانب إلا بالقدر الذي لا نتجاوز معه المبادئ والأسس مما يساعد المعلم أو الرائد الصحي على أن يدير برامجه بوعي كاف وإدراك.

أساليب الإدارة

هناك ثلاثة أساليب رئيسة للإدارة:

أ - الأسلوب الاستبدادي الذي يتلخص في «افعل ما آمرك به».

ب - الأسلوب العشوائي الذي يتلخص في «افعل ما بدا لك».

ج- الأسلوب الشورى الذي يتلخص في «دعنا نتفق على ما سنفعل».

ليس من الضروري أن يتخذ المدير أسلوبا واحدا فقط للإدارة، فقد تتداخل هذه الأساليب لديه، إلا أن واحدا منها قد يطغى على الأساليب الأخرى وبذلك يتميز الإداري بأن لديه هذا الأسلوب أو ذاك.

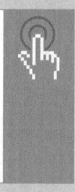

(ناقش هذه الأساليب وحاول أن تتلمس الجوانب الإيجابية والسلبية فيها).

إذا اخترت الأسلوب العشوائي أو الاستبدادي فأنت لست في حاجة إلى قراءة بقية الفصل لأنك تستطيع أن تفعل ما تريد، أو تجعل الآخرين يفعلون ما يريدون. أما إذا اخترت أسلوب الشورى فهو دليل على أنك تريد أن تتعامل مع الآخرين على أساس المشاركة والتعاون والشورى، وسوف تفيدك قراءة هذا الفصل.

الخريطة الإدارية:

الخريطة الإدارية لا تحدثنا عن كل شيء في الإدارة، لكنها تعطينا دلالات عما يجري داخل الجهاز الإداري، فهي توضح لنا خط السلطة وعلاقة الرئيس بالمرؤوسين، وهل العمل مركزي أم غير مركزي، وهل هناك تفويض أم لا. نبدأ بنموذجين للخريطة الإدارية، نموذج (١) يرأسه زيد من الناس وسوف نسميه

نموذج زيد، والنموذج الثاني يرأسه عمرو من الناس وسوف نسميه نموذج عمرو، وهناك عشرات النماذج الأخرى التي قد تقع بين هذين النموذجين.

في النموذجين نجد أن كلا الرئيسين زيد وعمرو يرأس أحد عشر موظفا يعملون في وحدة التثقيف الصحي في إدارة التعليم بمنطقة ما، والآن نناقش الفروق في أساليب الإدارة بين الأثنين.

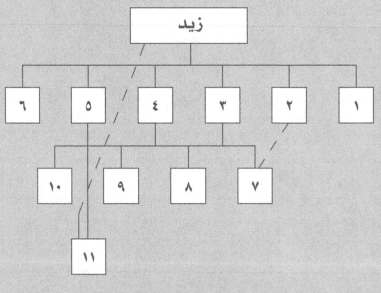

الخريطة الإدارية نموذج ١

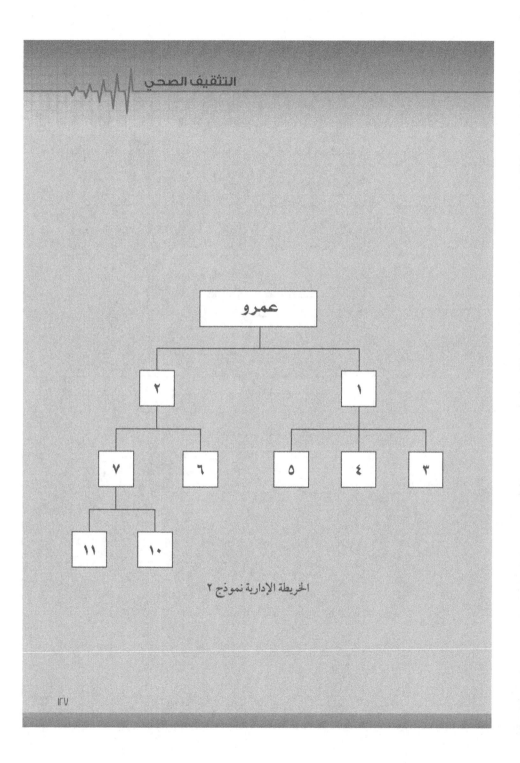

الخريطة الإدارية نموذج ٢

المركزية واللامركزية

نجد في النموذج الأول ـ نموذج زيد ـ دلائل تشير إلى وجود المركزية في الإدارة فزيد متصل بأكثر من نصف العاملين اتصالا مباشرا، إضافة إلى اتصاله المباشر بالموظف رقم (١١)، والذي هو في أدنى درجات السلطة، هذه المركزية في الإدارة في الغالب لا تتيح فرصة لزيد لكي يتفرغ للتنسيق والتخطيط والتدريب والإشراف الشامل، إذ أنه سينشغل في قضايا فرعية كثيرة ومتعددة، الأسباب وراء المركزية، إما عدم ثقة الإداري فيمن حوله، أو خوفه من أن يبرزوا ويتفوقوا عليه، وفي كل الأحوال تعاني الإدارة من هذه المركزية المبالغ فيها.

ولو نظرنا إلى النموذج الثاني ـ نموذج عمرو ـ لبدت لنا دلائل عدم المركزية، فمع أن سلطات المدير تشمل جميع وحدات الإدارة، إلا أن خط السلطة يمتد منه إلى مساعدين اثنين فقط وتحت كل منهما مجموعة من الموظفين يشرف عليهم. هذا التسلسل في خط السلطة يتيح لعمرو وقتا أكبر للتدريب والتخطيط والإشراف والتوجيه والتقييم.

بالرغم مما توفر اللامركزية من محاسن، إلا أن لها بعض المساوئ، كذلك هناك بعض المحاسن للمركزية، ناقش الموضوع وأذكر محاسن ومساوئ كلا من المركزية واللامركزية.

التفويض

يستطيع الإداري إذا شاء أن يقوم بكل أو أكثر الأعمال ولا يفوض شيئا منها للآخرين، ولكنه في هذه الحالة سيكون إداريا فاشلا لأنه كما سبق وذكرنا في سياق الحديث عن المركزية واللامركزية لن يكون لديه الوقت الكافي للإشراف والمتابعة والتدريب والتخطيط، وعلى عكس ذلك نجد أن من سمات الإداري الناجح قدرته على التفويض للآخرين.

نستطيع أن ندرك من النموذجين السابقين أن قدرة عمرو على التفويض أكثر من قدرة زيد. التفويض يجب أن يكون مكتوبا على الورق ومحددا وواضحا حتى يسهل مراجعته وتقييمه من آن لآخر، كذلك يجب أن يكون تفويضا للصلاحيات والمسؤوليات معا، فلا يكفي أن يحدد الرئيس للمرؤوس مسؤولياته، لكن يجب أن يعطيه أيضاً الصلاحيات المناسبة لكي يقوم بهذه المسؤوليات.

أضرب أمثلة لمجموعة من المسؤوليات والصلاحيات التي يمكن أن يفوضها الرئيس لمرؤوسيه في مجال التثقيف الصحي.

خط السلطة

القاعدة في أي عمل إداري أن أي موظف يعمل في الجهاز الإداري يجب أن يكون مسؤولا أمام موظف واحد فقط أعلى منه مرتبة، وهذا ما يسمى بخط السلطة. يجب أن يكون خط السلطة واضحا ومحددا لا لبس فيه ولا التواء، فإذا نظرنا إلى نموذج زيد نجد أن خط السلطة متداخل، فرقم ٧ مسؤول عنه شخصان (٣،٢)، كذلك رقم ٨ مسؤول عنه شخصان (٤،٣)، ورقم ١١ مسؤول من زيد نفسه ومن رقم ٥، هذه الازدواجية في خط السلطة تؤدي إلى الارتباك والاضطراب والتضارب، ومن هنا يجب علينا تفاديها دائما.

ناقش النتائج المترتبة على ازدواجية خط السلطة.

وصف العمل

يجب أن يكون لكل موظف في الجهاز الإداري «وصفا وظيفيا» مكتوبا في صفحة واحدة، يشمل المسؤوليات المناطة به، والصلاحيات المعطاة له، وخط السلطة الذي يربطه برؤسائه ومرؤوسيه، والأهداف المحدد له أن ينجزها في فترة زمنية معينة. وصف العمل عادة يوضع بالمشاركة بين الرئيس والمرؤوس، وقد يستغرق وضعه ساعات من الحوار، ولكن النتيجة هي أن سير العمل سوف يمضي بصورة أفضل لأن الموظف سيعرف ما له وما عليه. كذلك يساعد وصف العمل على تقييم نجاح الموظف أو فشله.

المؤسسة الناجحة هي المؤسسة التي تضع لكل موظف من موظفيها وصفا موجزا لعمله، وقد يحتاج الرئيس أن يراجع وصف العمل مع مرؤوسيه على فترات

قد تكون كل بضعة شهور حسب طبيعة العمل وحجم المؤسسة وذلك لتعديل المسار ولتقييم طبيعة العمل.

الاتصال

الاتصال بين أفراد المؤسسة التعليمية أو أي مؤسسة أخرى عنصر أساس لنجاح العمل في المؤسسة. هذا الاتصال يجب أن يكون مبنيا على التفاهم والتقارب والتعاطف، لكي يسهل حركة العمل ويوثق العلاقات ويخفف من سوء التفاهم.

والاتصال على نوعين: هناك اتصال عام بين الأفراد فيما بينهم لا تحده قيود الوظيفة ولا درجة الرئاسة وإنما تحده الروابط الإنسانية والإخاء وهذا ما يوصي به الإسلام.

يقول الله سبحانه وتعالى: ﴿ وَقُولُوا لِلنَّاسِ حُسْنًا ﴾ البقرة ٣٨.

﴿ وَإِذَا حُيِّيتُم بِتَحِيَّةٍ فَحَيُّوا بِأَحْسَنَ مِنْهَا أَوْ رُدُّوهَا ﴾ النساء ٨٦.

ويقول النبي عليه الصلاة والسلام في الحديث النبوي:

(لا يؤمن أحدكم حتى يحب لأخيه ما يحب لنفسه) رواه أحمد.

مثل هذه الاتصالات الحميمة يجب على الرئيس أن يحرص عليها ويشجعها عن طريق الزيارات والاجتماعات واللقاء في المناسبات، وقد تتم هذه الاتصالات أثناء العمل وخارج أوقاته.

أما النوع الآخر من الاتصال فهو الاتصال الرسمي بين أفراد المؤسسة، في هذه الحالة يجب مراعاة الالتزام بخط السلطة بمعنى أن لا يتصل المرؤوس رسميا إلا برئيسه المباشر، عدا في حالات نادرة، ومن أكثر الأمور التي تؤدي إلى مشكلات في العمل تخطي المرؤوس رئيسه المباشر إلى الرئيس الأعلى مما قد يسبب حساسيات.

وهناك تساؤل عما إذا كان من الأولى أن يكون باب الرئيس مغلقا أو مفتوحا أمام موظفيه. البعض يعتقد أن الباب الموارب (نصف المفتوح) هو أفضل الحلول. وهو الباب الذي يسمح بقيام العلاقات الاجتماعية والإنسانية وتبادل الآراء والمشورة، لكنه في الوقت نفسه لا يسمح بتعدي خط السلطة منعا للحساسيات.

ناقش بعض وسائل الاتصال بين أفراد المؤسسة وما يمكن أن يتمخض عنه هذا الاتصال من نتائج. كذلك ناقش مشكلة تخطي المرؤوس لرئيسه المباشر.

الثواب والعقاب

على الرئيس أن يثيب ويعاقب مرؤوسيه إذا لزم الأمر، ولكنه أمر يحتاج إلى ذكاء وتبصر، الثواب عادة أكثر فاعلية من العقاب، والرئيس الجيد هو الذي يتحين الفرص لكي يثيب مرؤوسه على عمل جيد قام به مما يدفع المرؤوس عادة للعمل بطاقة أكبر وأن تتولد فيه دوافع إيجابية. وتختلف طريقة الثواب حسب طبيعة العلاقة بين الرئيس والمرؤوس وحسب طبيعة العمل الجيد الذي قام به المرؤوس. قد يكون الثواب في كلمة تقدير أو ابتسامة بشوشة أو إشارة عابرة أو رسالة شكر أو مكافأة مادية. وإذا أحب الرئيس مرؤوسه (أو المرؤوس رئيسه) في الله ولعمله الجيد فإن عليه أن يقول له ذلك، والنبي عليه الصلاة والسلام يوصينا بأن يقول الإنسان لمن أحب في الله أني أحبك، كما رواه أبو داود ولتكن أمانة القول هي القاعدة التي نرتكز عليها وليس النفاق أو التزلف.

يستحسن أن يعجل الرئيس لمرؤوسه بالثواب مباشرة بعد العمل الجيد، كما يجب أن لا يقصد بثواب موظف الإساءة لغيره حتى لا ينتج عن ذلك الحسد والضغينة،

وإذا ما خرج الثواب من قلب صادق ومخلص وبموضوعية فهو كفيل بأن يشجع الموظفين الآخرين على أن يحذوا حذو زميلهم في إجادة العمل.

أما العقاب فيحتاج إلى موضوعية أكثر، وهو إذا ما وجه توجيها صحيحا فإنه يساعد على البناء، أما إذا صاحبه انفعال أو تحيز أو عدم موضوعية، فإنه قد يسيء إلى العلاقة بين الرئيس ومرؤوسه، وقد تنعكس هذه العلاقة السيئة على جميع الجهاز الإداري.

من هنا يجب أن لا يكون العقاب أو النقد موجها للشخص، وإنما للخطأ الذي ارتكبه. قد يتمثل في كلمة تأنيب أو رسالة عتاب أو خصم من راتب الموظف. وكلما كان العقاب سريعا وعاجلا وقصير المدى كلما كان أوقع في فاعليته. ويستحسن أن يتلو العقاب كلمة طيبة من الرئيس توحي للمرؤوس بأن ثقة الرئيس به لا زالت قائمة. مثل هذه الكلمة التشجيعية بعد العقاب سواء كانت شفاهة أو كتابة تطمئن الموظف على أن رئيسه ما زال متعاطفا معه إذا أحسن عمله.

تدريب عملي:

بعد أن تطرقنا إلى موضوع الثواب والعقاب يجب أن تتحول هذه المعرفة إلى اتجاه نفسي وسلوك لدى الدارس، ولأن التمثيليات من الوسائل الجيدة في التثقيف الصحي والتي يجب على الدارس أن يتدرب عليها ويقوم بتدريب الآخرين عليها، فإننا نقترح أن تقوم مجموعة من الدارسين بأداء تمثيليات قصيرة جدا حول موضوع الثواب والعقاب. وهو موضوع جدير بالمثقف الصحي أن يتدرب عليه لما له من علاقة بتغيير السلوك وإيجاد الحوافز الصحية لهذا التغيير.

نقترح أن تتكون أربع مجموعات كل مجموعة مكونة من عدد من الدارسين، وعلى كل مجموعة أن تؤدي تمثيلية قصيرة لا تزيد مدتها عن ٣ دقائق. أما بقية الوقت المخصص لهذا الدرس العملي فيستفاد منه في النقاش والتعليق على هذه التمثيليات. ولأننا نطالب المثقف الصحي دائما بأن يعد الموضوع الذي سيقدمه مسبقا، فإننا نطالب المجموعات التي تطوعت للمشاركة في هذه التمثيليات بأن تعد نفسها مسبقا بحيث يساعدهم هذا الإعداد على إجادة التمثيل.

الثواب أكثر فاعلية من العقاب

المشهد الأول:

الثواب غير الموضوعي: الرئيس جالس على كرسيه ويدخل المرؤوس فيقف الرئيس مهللا مرحبا ويبدأ في الثناء العاطر المبالغ فيه على الموظف وعلى عمله وعلى إجادته بصورة فيها كثير من الرياء والنفاق والزيف، كما لو كان الرئيس يسعى لتحقيق شيء من خلال مرؤوسه. وقد يأخذ المرؤوس أحد الموقفين، إما موقف الكبرياء على رئيسه لأنه يعرف أن رئيسه محتاج إليه، أو أنه يبادله مداهنة بمداهنة ورياء برياء. النتيجة الحتمية هي أن العلاقة بين الاثنين لا تتسم بالصدق، إذ أن الثناء هنا ليس مرتبطا بطبيعة العمل، ولكن لأغراض خاصة عند الرئيس أو المرؤوس.

المشهد الثاني:

الثواب الموضوعي على قدر العمل الجيد الذي قام به المرؤوس. يدخل المرؤوس على رئيسه فيقف له باحترام ويدعوه للجلوس ويبدأ بالثناء بموضوعية واتزان

ويشرح له باختصار ما هو الموقف الجيد الذي قام به المرؤوس واستحق به هذا الثناء، وقد لا يستغرق الثناء في هذه الحالة أكثر من دقيقة أو أثنتين يتبع ذلك إيماءة شكر من المرؤوس. يخرج المرؤوس وفي نفسه رضا بأن عمله قدر، وأنه نال ما يستحقه من ثناء.

المشهد الثالث:

العقاب غير الموضوعي. الرئيس يجلس وراء المكتب على كرسيه، يدخل المرؤوس فيهب فيه الرئيس صارخا منفعلا، يهدد بالويل والثبور وعظائم الأمور منددا بالمرؤوس وبأخطائه، بغير موضوعية وبتحامل شديد، وقد يستعمل ألفاظا سيئة وعبارات غير سليمة. يأخذ الموظف أحد موقفين، إما الاستكانة والضعف والذل والمهانة، أو أن يثور وينفعل ويقابل ثورة الرئيس بثورة مضادة. وفي كل الأحوال نجد أن العلاقة أصبحت متوترة لأن العقاب لم يكن موضوعيا مما يسيء إلى طبيعة العمل.

المشهد الرابع:

العقاب على قدر الخطأ. يدخل المرؤوس فيدعوه رئيسه للجلوس ثم يناقشه بموضوعية عن الخطأ الذي ارتكبه وينبئه بهدوء وباتزان أنه غير راض ومستاء، ويوضح لمرؤوسه أنه ليس مستاء منه شخصيا، ولكن من الخطأ الذي وقع فيه. قد يدافع المرؤوس عن نفسه ولكن الهدوء والاتزان الذي اتسم به الرئيس سوف ينعكس على المرؤوس وسوف يكون دفاعه موضوعيا مختصرا أيضا. وينهي الرئيس جلسة العقاب القصيرة التي لا تزيد عن ثلاث دقائق بكلمة طيبة في حق المرؤوس

وأنه لا يزال يأمل فيه الخير ويتطلع إلى أن يقوم بعمله بشكل أفضل، وأنه واثق من ذلك كل الثقة ويودعه مصافحا يذهب المرؤوس وهو يعرف أنه عوقب بموضوعية وعلى قدر الخطأ الذي ارتكبه، ولكن لا يزال لديه أمل في أن يتقن عمله ويكسب رضا رئيسه.

في نهاية هذه المشاهد الأربعة يدور حوار بين الدارسين حول ما شاهدوه من مشاهد ويعلقون على الإيجابيات والسلبيات، وقد يتبنون اتجاها نفسيا وفكريا وسلوكيا معينا يساعدهم على إتقان فن الثواب والعقاب في حياتهم العملية.

التنظيم

التنظيم من أهم أسباب النجاح في أي عمل بما في ذلك التثقيف الصحي خاصة وأنه يقتضي إنشاء علاقة متداخلة مع الناس، وإذا كان الرئيس منظما في عمله، فإن المرؤوسين سيكونون أميل إلى التنظيم إقتداءً برئيسهم.

وحدة التثقيف الصحي، كبرت أو صغرت، يجب أن تكون منظمة بما في ذلك الأوراق والملفات ووسائل التثقيف الصحي من أفلام وشرائط وشفافيات ونماذج بلاستيكية. وأن تكون محفوظة بدقة وبأرقام معينة حتى يسهل الرجوع إليها. يجب أن يكون هناك جداول للعمل يومية وأسبوعية وشهرية، هذه الجداول يعدها الرئيس مع مرؤوسيه، ويحرص الجميع على الالتزام بها مع إجراء التغيير المناسب إذا تطلب الأمر.

لا يكاد يوجد شيء يساعد على النجاح في العمل، كما يساعد عليه التنظيم والترتيب. يستطيع المثقف الصحي بطبيعة الحال أن يستعين بالحاسوب الشخصي

في عمله، والتدريب عليه سهل وبسيط وتكلفته معقولة ويساعد إلى حد كبير في تنظيم العمل والمواعيد والاتصالات والوصول إلى وسائل التثقيف الصحي بسهولة ويسر.

العلاقات العامة:

العلاقات العامة مرادفة لموضوع الاتصالات التي سبق أن تحدثنا عنه، ولكنها أشمل، ويمكننا أن ندعوها العلاقات الإنسانية لأنها تحمل هذا المفهوم. وإذا ما اتفقنا على أن المهمة الأساسية للرائد الصحي هي مساعدة الطلاب على مساعدة أنفسهم، اتضح لنا أهمية إنشاء هذه العلاقات وتوطيدها مع الإدارة والزملاء من المعلمين والطلاب أنفسهم وأفراد المجتمع.

التدريب:

يقول النبي عليه الصلاة والسلام:»كلكم راع وكلكم مسؤول عن رعيته« الحديث متفق عليه. والرعاية تتعدد مفاهيمها. من أهم مقومات الرعاية تدريب وتهيئة المرؤوسين للأدوار المناطة بهم، ذلك إذا ما اعتبرنا أن البشر هم أهم المصادر في أي مشروع صحي. التدريب يمتد إلى جميع الأفراد الراغبين والقادرين على المشاركة في عملية التثقيف الصحي في المدارس. قد يستغرق تدريب أحدهم ساعات أو أياما أو شهورا حسب طبيعة الشخص والدور المناط به.

ناقش المواضيع السابقة التي ذكرت مثل التنظيم، والعلاقات العامة، والتدريب، وأذكر الجوانب الإيجابية لكل منها ومدى أهميتها في عمليات الإدارة السليمة للتثقيف الصحي.

الشورى:

الشورى مبدأ إسلامي. والله سبحانه وتعالى يقول في محكم كتابه: ﴿وَشَاوِرْهُمْ فِي الْأَمْرِ﴾ (آل عمران ١٥٩)، ويقول جل وعلا ﴿وَأَمْرُهُمْ شُورَىٰ بَيْنَهُمْ﴾ (الشورى ٣٨). وكان النبي عليه الصلاة والسلام يشاور أصحابه في كل ما يلم بالمسلمين من أمور. المشاورة تدل على قوة شخصية المرء وقدرته على استيعاب آراء الآخرين وأفكارهم واستخلاص المفيد والصالح منها. ورأي الأغلبية عادة هو الأفضل والأجدى وإن كان ليس حتما في كل الأمور. أما القرار الذي يتخذه الرئيس فهو قراره يتحمل مسؤوليته سلبا وإيجابا، وعليه ألا يعزو فشل برامجه إلى الآخرين.

التطوير الذاتي:

يجب على المثقف الصحي ألا ينسى نفسه في خضم العمل ويترك ذاته هملا دون أن يطورها، فالتطوير الذاتي يجب أن يكون جزءا أساسيا من اهتمامه في عمله. تطوير الذات يمكن أن يكون عن طريق القراءة والإطلاع، وحضور الندوات، وتبني اهتمامات جديدة، وممارسة هوايات مفيدة. ومن الأهمية بمكان أن يوازن الإنسان بين أوقات عمله وراحته ورياضته، ويوازن بين واجبه نحو أسرته وواجبه نحو نفسه. كل هذه الأشياء تدخل تحت التنظيم، ولكننا نذكرها هنا لأنها جزء أساسي

في تطوير الذات. قد يظن البعض أن الاهتمام بتطوير الذات يكون على حساب وقت العمل، لكن هذا غير صحيح، فتطوير الذات في حد ذاته استثمار جيد لنجاح العمل. فالمثقف الصحي الذي يبذل جهودا في تعلم الحاسوب أو التدرب على الوسائل الحديثة في التثقيف الصحي أو حضور الندوات العلمية سينعكس ذلك على عمله ودرجة إتقانه.

الجدية والإخلاص في العمل:

العمل الجاد المخلص أساس في رقي الفرد والأمة، والرسول ﷺ يوصينا بقوله: (إذا قامت الساعة وفي يد أحدكم فسيلة نخل فليغرسها)، هذه دعوة إلى العمل الدؤوب.

يقول اينشتاين أن عشرة في المائة من العبقرية ذكاء والباقي عمل، وهذا أمر واقع ملموس نراه في حياتنا العملية. الإنسان الجاد المخلص في عمله، الأمين عليه هو عادة الإنسان الناجح، وكلما بذل الإنسان من نفسه وروحه وعقله في عمله كلما اكتسب سعادة ورضا عن ذاته. المهم في الأمر أن ينظم الإنسان هذا العمل ويوجهه توجيها سليما ويوازن بين أوقاته. ولا شك أن عملية التفويض والتنظيم وإعطاء الصلاحيات، كلها أمور تساعد الإنسان على استغلال وقته استغلالا طيبا. ولا ننسى أن الوقت أثمن من المال لأن المال يمكن أن يعوض إذا ضاع ولكن الوقت لا يمكن أن يعوض.

الإتقان:

يقول النبي عليه الصلاة والسلام:«إن الله يحب إذا عمل أحدكم عملاً أن يتقنه» رواه البيهقي، لا شك أننا نتفق جميعا على أن الإنسان المتقن لعمله يحظى بتقدير رؤسائه وإعجاب مرؤوسيه، أحد الأسس لإتقان العمل هو أن لا ينشغل الإنسان بأكثر من عمل رئيس واحد في وقت واحد، كذلك يساعد على عملية الإتقان أن يعود الإنسان نفسه عليه على الإتقان، قد يتكلف المرء الإتقان في بداية الأمر، لكنه سرعان ما يصبح عادة، ويساعد على الإتقان أيضا تنظيم الوقت والتدرب على العمل الذي يقوم به الإنسان، وجدولة المواعيد، وتوزيع الصلاحيات. لا شك أن إتقان المثقف الصحي لعمله هو الركيزة الأساسية لنجاحه فيه، والإنسان الذي يخلص النية لله في عمله هو الإنسان القادر على الإتقان.

يطلب من أحد الدارسين أن يذكر أشياء عملها وكانت متقنة وكان لها مردود حسن عليه وعلى الآخرين، ويذكر دارس آخر تجارب مرت عليه في حياته وأدى فيها عملا غير متقن وندم عليها أشد الندم فيما بعد.

الاهتمام بالآخرين:

يحثنا الإسلام على الاهتمام بالآخرين وعلى العطاء والمحبة والإيثار. يقول الرسول الكريم:«من لم يهتم بأمر المسلمين فليس منهم»، ويقول:«لا يؤمن أحدكم حتى يحب لأخيه ما يحب لنفسه»، وما ورد عن التكافل والتراحم والإيثار في

التراث الإسلامي لا يخفى. يقول برتراند رسل الفيلسوف البريطاني المعروف في كتاب له جيد اسمه «انتصار السعادة»: «كنت في شبابي في غاية من التعاسة إلى الحد الذي كانت تراودني فيه فكرة الانتحار، أما الآن وأنا في سن السبعين فأجد نفسي أسعد من أي وقت مضى، ذلك لأنني أصبحت اهتم بالآخرين وبالحياة من حولي، في حين أنني كنت في شبابي منغلقا على نفسي، تتركز اهتماماتي على ذاتي وتنحصر طموحاتي في داخلي».

كلما كانت اهتمامات الإنسان خارجة عن إطار نفسه، تتسع للآخرين من رؤساء ومرؤوسين وزملاء وأهل ومعارف، كلما كان ذلك أدعى لأن يكون عطاؤه أكثر وإنتاجه أفضل وعلاقاته بالناس تتسم بروابط المحبة والمودة.

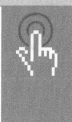

يقوم بعض الدارسين بذكر مواقف محددة كانوا في بعضها منغلقين على ذواتهم مهتمين بأنفسهم فقط وما نتج عن ذلك من خسارة. ومواقف أخرى كان أحدهم مهتما فيها بالآخرين منشغلا بقضاياهم معطاءً في تصرفاته وما تلى ذلك من كسب شخصي

الفصل الثالث: تقويم برامج التثقيف الصحي

للتقويم عدة فوائد منها:

- دراسة ما حققناه من أهداف.

- التعرف على الطرق والوسائل التي اتبعناها في تنفيذ مشروع التثقيف الصحي ومعرفة الحسنات والأخطاء التي صاحبت التنفيذ وأسباب النجاح والفشل.

- تعديل مخططاتنا إذا احتاج الأمر حتى نصل إلى الأهداف التي نسعى إليها، أو قد نعدل الأهداف إذا وجدناها غير عملية.

- التعرف على العقبات التي صادفتنا وكيفية التغلب عليها مستقبلاً.

من الذي يقوم؟

قد يقوم بالتقويم شخص أو أكثر، وقد يكون المقيم هو الذي خطط للمشروع أو الذي قام بتنفيذه (التقويم الداخلي)، أو قد يقوم به شخص أو مجموعة أشخاص من غير الذين قاموا بالتخطيط أو التنفيذ (التقويم الخارجي). يستحسن أن يشارك في التقويم أفراد من المجتمع بعد أن يدربوا على عملية التقويم، وهذا يجعلهم أكثر انتماءً للمشروع وإحساسا بصلتهم به.

كيفية التقويم:

هناك أكثر من أسلوب للتقويم. تقويم الكفاية (Efficiency) وتقويم التأثير أو الفعالية (Effectiveness)، وهناك أسلوب ثالث وهو تقويم الفوائد العامة (Benefits). في عملية تقويم الكفاية نحرص على أن نقوم الطرق والوسائل التي

اتبعناها. أما في تقويم الفعالية، فإننا نقيم نتائج العمل وقد نجمع بين الاثنين تقويم الفعالية أكثر صعوبة من تقويم الكفاية، ولنضرب مثلا لذلك، إذا كنا نقوم مشروعا للتثقيف الصحي يهدف إلى مكافحة مرض الملاريا مثلا، فإننا في تقويم الكفاية نقوم الوسائل التي اتبعناها في عملية التثقيف الصحي وهل كانت الوسائل سليمة أم لا، كافية أم غير كافية؟ أما في تقويم الفعالية فإننا نقوم النتائج التي حققناها من عملية التثقيف الصحي، وإلى أي مدى أدت إلى خفض معدل الإصابة بالمرض.

تقويم الكفاية:

لنضرب مثالا يوضح طريقة تقويم الكفاية لبعض البرامج الصحية.

أ– تحديد المهمة:

طلب منك أن تقوم برامج التثقيف الصحي (تقويم كفاية) التي تقدمها مجموعة من المدارس. وأعطيت خمسة أيام للقيام بهذه المهمة. يجب عليك قبل أن تبدأ المهمة أن تحدد ما هي النشاطات المتوقع منك أن تقوم بها والأهداف التي سوف تحققها في هذه الأيام الخمسة. هل ستقوم بتقويم بعض أو كل برامج التثقيف الصحي في المدارس؟ هل أنت مطالب بتقديم دراسة محددة في نهاية مرحلة التقويم؟ هل سيقوم آخرون بمساعدتك أم أنك ستقوم بالمهمة بمفردك؟ كل هذه الأمور يجب أن تبحث بحثا محددا واضحا مع رئيسك أو الوحدة التي تنتمي إليها قبل أن تبدأ المهمة.

عليك أن تبدأ بإجراء اتصالات جيدة مع الجهة التي ستقوم بزيارتها حتى تتضح لك ولهم الرؤية بالنسبة للمهمة التي ستقوم بها. وكلما كان الإعداد والتخطيط للمهمة جيدا ومكتوبا على الورق، كلما كان ذلك أدعى إلى نجاحها.

ب – التمهيد:

إذا وصلت إلى المدرسة التي سوف تقوم بتقويم برامج التثقيف الصحي فيها، عليك أن تتعرف على المدرسة والناس والبيئة التي تحيط بك ولو أمضيت اليوم الأول في عملية التعرف لكان ذلك أجدى من أن تبدأ مباشرة بالتقويم. يستحسن أن توثق صلتك بالناس الذين سوف تعمل معهم أثناء مهمتك، مثل مدير المدرسة، ورئيس الوحدة الصحية والمعلمين. حاول أن توضح لهم الرؤية بالنسبة للمهمة التي سوف تقوم بها حتى تكون أهدافك واضحة لهم جميعا. حاول أن تخرج إلى المجتمع لتتعرف على أعضاء اللجنة الصحية، وغيرها من المؤسسات الصحية التي لها علاقة بالمدرسة. هذه الاتصالات سوف تسهل لك عملك وتعطيك تصورا واضحا للمهمة قبل أن تبدأها.

الخطوة التالية هي أن تتعرف على برامج التثقيف الصحي التي تقدمها المدرسة. ما الأهداف؟ ما المخططات؟ ما النشاطات؟ ما المشكلات الصحية في المدرسة؟ هذه المعلومات أو أغلبها يجب أن تجمعها وتلم بها قبل أن تبدأ عملية التقويم الفعلي وذلك من خلال النقاش والحوار مع المسؤولين عن التثقيف الصحي، وبمراجعة السجلات والتقارير التي سبق أن كتبت والبيانات الإحصائية المتوفرة، وعلى ضوء هذه المعلومات سوف تضع خطة العمل والأهداف التي سوف تحققها خلال الفترة الباقية من زيارتك.

خطة العمل تشمل أهدافك والوسائل التي سوف تستخدمها للوصول إلى هذه الأهداف، والمصادر التي سوف تستعين بها. هذه الخطة يجب أن توضع بوضوح على الورق.

ج- الدراسة:

عليك أن تدرس مع المسؤول في المدرسة الأهداف والوسائل الموضوعة لتنفيذ هذا البرنامج، يجب أن تتحرى هل الهدف الموضوع هدف مناسب أم لا؟ ثم عليك أن تدرس الوسائل المستخدمة للوصول إلى الهدف هل هي ملائمة أم لا؟

من خلال النقاش والحوار والإطلاع على خطة العمل تستطيع أن تستشف مدى ملائمة الأهداف والوسائل للمشكلة التي يتصدى لها برنامج التثقيف الصحي.

عليك أن تتحرى إلى أي مدى يتم تطبيق الخطة الموضوعة على الورق، ولنضع دائما في أذهاننا أن ليس كل ما يقال أو يكتب على الورق يطبق فعلا، فمثلا إذا كانت الخطة الموضوعة تقضي باستعمال أشرطة الفيديو، يجب أن تبحث هل يوجد فعلا أشرطة فيديو؟ وهل توجد أجهزة للعرض؟ وهل الأشرطة مناسبة؟ وبأي لغة تنطق؟ وكم مرة تعرض في اليوم أو الأسبوع أو الشهر؟ وأين تعرض؟ كل هذه الأسئلة أو بعضها يجب أن تثار، والإجابة على هذه الأسئلة لا يأتي من خلال الحديث والحوار فقط، وإنما أيضا بالملاحظة ورؤية بعض هذه الأفلام، ويمكن للمقوم أن يسأل مجموعة من الطلاب عن مدى استفادتهم من هذه الأفلام وهل أدركوا الرسالة المبثوثة من خلالها أم لا؟

د- تجربة شخصية:

ولأضرب مثلا بتجربة مرت بأحد المؤلفين، قد يلمس الدارس منها أنه ليس كل ما يقال ينفذ بطريقة صحيحة. كنت مرة في زيارة لبلد عربي لدراسة الرعاية الصحية فيه وزرت فيها زرت مركزا للرعاية الصحية الأولية، وقيل لي إن الزائرة الصحية والممرضة يخرجان بشكل دوري لزيارة المنازل للتثقيف الصحي، وأعجبتني الفكرة

وتحمست لهذا الاتجاه المتطور وأحببت أن أطلع على الأهداف والخطط الموضوعة لبرامج التثقيف الصحي. لم أجد شيئا مكتوباً. طلبت من مدير المركز الصحي أن يهيئ لي الفرصة لأن أصاحب الزائرة الصحية والممرضة في زياراتهم المنزلية لأتعرف على طريقتهم في العمل، زرت معهما أحد المنازل والتقينا بربة البيت وكان لديها ارتفاع في ضغط الدم. أمضينا في هذه الزيارة أكثر من ساعة في أحاديث متبادلة مع السيدة، حيث قامت الزائرة والممرضة بتشجيعها على زيارة المركز الصحي بانتظام لقياس ضغط الدم، ثم انتقلنا إلى منزل آخر وكانت السيدة التي التقينا بها أم حامل لم تأت إلى المركز الصحي في الموعد المحدد للفحص الدوري، وأيضا دار معها حديث استغرق أكثر من نصف ساعة عن أهمية زيارة المركز الصحي في الموعد المحدد لرؤية الطبيبة. واستمرت زياراتنا لبضعة بيوت على هذا المنوال.

في نهاية الجولة أثرت سؤالا مع الزائرة الصحية والممرضة.. ما الغرض من هذه الزيارات؟ قالتا: لتوعية الناس وتوثيق العلاقات الاجتماعية معهم، لكن ما فتئت استعرض الموضوع في ذهني. الفكرة جيدة من ناحية المبدأ ولكن ما هي النتائج؟ وهل تتساوى النتائج مع الجهد المبذول؟ هل بالإمكان الوصول إلى نفس النتائج بجهد أقل وبإمكانات أقل؟ هل يمكن أن تستغل هذه الزيارات للوصول إلى أهداف أفضل؟

ووصلت إلى نتيجة وهي أن الجهد والوقت اللذان بذلا كان بالإمكان أن يؤديا إلى نتائج أفضل لو كانت هناك أهداف محددة للعمل وموضوعة على الورق.

الذي نهدف إليه هو ألا يكتفي المقوم في تقويمه بالنقاش والحوار والإطلاع على التقارير. وإنما يعمل إلى الملاحظة المباشرة والتعرف الحقيقي على برامج التثقيف الصحي، ولا يتأتى ذلك إلا بالخروج إلى موقع العمل والدراسة على الطبيعة.

تقويم الفعالية:

قلنا أن تقويم الفعالية أو التأثير أصعب بكثير من تقويم الكفاية، لأننا هنا نهتم بالتغيير الذي حدث فعلا بعد تنفيذ برنامج التثقيف الصحي، وهذا يستدعي أن يكون لدينا معلومات دقيقة عن الوضع قبل تنفيذ البرنامج وبعد التنفيذ. على سبيل المثال لو كان هدفنا هو تقويم تأثير التثقيف الصحي على نظافة الأسنان. يمكن أن نتأكد من ذلك بأن نكشف على نظافة الأسنان بمحلول يتمضمض به التلميذ فيحيل بقايا الطعام في فمه إلى اللون الأحمر، بيت القصيد هو أن علينا أن نتأكد من دقة الأرقام والإحصاءات.

نتائج التقويم:

نتائج التقويم يجب أن يستفاد منها في تطوير برامج التثقيف الصحي في المدارس، ولا تبقى كتقرير يحفظ في الأدراج. يجب أن يستفاد من هذا التقويم بأن تناقش نتائجه مع المسؤولين في إدارة التعليم ومع لجنة أصدقاء الصحة في المجتمع، وأيضا مع الجهة المسؤولة التي انتدبت المقوم للعمل، إن الهدف من التقويم هو التطوير وذلك بإعادة النظر في الأهداف والوسائل ومستوى التنفيذ والمصادر المتوفرة، قد يظن البعض أن الغرض من التقويم فرض العقاب، والعكس هو الصحيح، فالهدف الأساس من التقويم هو التشجيع ومكافأة المجد وتطوير الوضع، أما إذا وجدت أخطاء فيجب أن تصحح

افترض أنك منتدب لتقويم برنامج مكافحة تسوس الأسنان في بعض المدارس التابعة للمنطقة التعليمية التي تعمل بها. ضع خطة عمل مبدئية. ما الذي ستفعله خلال ثلاثة أيام لتقويم هذا البرنامج.

تقويم برامج التثقيف الصحي

هذا التدريب العملي لتقويم برامج التثقيف الصحي في بضعة مدارس يستغرق من نصف يوم إلى يوم كامل.

يوزع الدارسون إلى مجموعات، كل مجموعة لا تزيد عن خمسة دارسين، وتوجه كل مجموعة لزيارة مجموعة من المدارس لتقويم برامج التثقيف الصحي فيها، يشجع الدارسون على أن يبدأوا الزيارة بمخطط واضح في أذهانهم ومكتوب على الورق. يمضي الدارسون ساعتين إلى ثلاث ساعات في كل مدرسة، يلخص الدارسون تقويمهم لبرامج التثقيف الصحي ويستعدون لتقديم خلاصة التقويم وذلك باستعمال جهاز عرض الشرائح، تعطى كل مجموعة ١٠ ـ ١٥ دقيقة لتقديم نتائج التقويم.

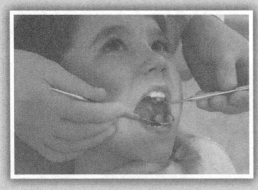

يمكن لجميع منسوبي المدرسة أن يكونوا مثقفين صحيين وبذلك يسهمون في التثقيف الصحي المدرسي بشيء من التدريب والتوجيه. والتثقيف الصحي جزء لا يتجزأ من مسؤولية أي منهم إذا اعتبرنا أن مهمتهم التربوية تشمل الحفاظ على صحة التلاميذ.

الباب الخامس
مشاركة الآخرين

- الفصل الأول: مشاركة الفريق الصحي

الفصل الأول: مشاركة الفريق الصحي

نتحدث هنا عن دور الوحدة الصحية والعاملين فيها من أطباء وممرضين. لما لهم من علاقة وثيقة بمنسوبي المدرسة وبخاصة الرائد الصحي فيها. فمن الواضح أن من مهام الرائد الصحي أو المثقف الصحي في المدرسة استقطاب مشاركة العاملين في الوحدة الصحية لإثراء التثقيف الصحي في مدرسته بواسطة المحاضرات والندوات والأسابيع الصحية وغيرها. فيما يلي نتحدث عن دور كل من العاملين من أفراد الفريق الصحي.

الطبيب:

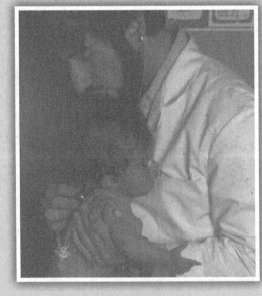

للطبيب دور قيادي، ذلك هو دور الموجه والمشرف والمخطط والمتابع والمدرب لبقية زملائه من أعضاء الفريق الصحي. وهو دور مكمل لدوره العلاجي لاينفصل عنه وإنما يتصل به اتصالا مباشرا. ضمن هذا الإطار العام لعمل الطبيب يبرز دوره في التثقيف الصحي

سواءً مباشرة أو غير مباشرة عن طريق الإشراف على عمل الآخرين وتهيئتهم لأدائه.

وهنا يبرز سؤال.. هل على الطبيب أن يخرج إلى المجتمع ليؤدي مهمة المثقف الصحي؟ الإجابة نعم، هذا واجب عليه ليس فقط للتثقيف الصحي، وإنما ليحقق بذلك عدة أهداف، فمن ناحية سوف يساعده اختلاطه بالناس وزياراته للمنازل والمدارس ولقاؤه مع قادة المجتمع وعقد جلسات النقاش والحوار معهم حول القضايا الصحية على معرفة المجتمع والمشكلات الصحية فيه، هذه المعرفة ثروة حقيقية للطبيب. كذلك يساعد خروج الطبيب إلى المجتمع أيضا في متابعة مشاريع التثقيف الصحي المدرسي وغيرها من المشاريع الصحية المدرسية، وكلها أمور لايستطيع الطبيب أن يوفيها حقها وهو جالس وراء مكتبه، هذا إذا ما اتفقنا على أن الهدف الأساس من عمله هو تطوير الصحة في المجتمع وليس فقط علاج المرضى. الطبيب كمثقف صحي يستطيع من خلال زياراته للمدارس أن يدلي بآراء كثيرة في قضايا صحية متعددة تساعد منسوبي المدرسة على تفهم أسباب المشكلات الصحية وطرق الوقاية منها.

على الطبيب أن يحرص بقدر الإمكان على أن لا يأخذ دور الموجه وإنما دور المشارك والمقترح، وكلما استطاع أن يصوغ آراءه على هيئة حوار ونقاش وأن يعطي الفرصة للآخرين لكي يعبروا عن أنفسهم، كلما كان ذلك أدعى لنجاح رسالته.

باختصار نجد أن للطبيب دورا أساسيا في التثقيف الصحي المدرسي، سواءً بشكل مباشر أو غير مباشر.

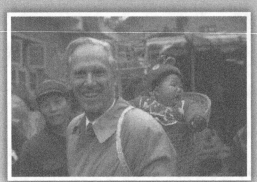

أستاذي كارل تيلر أستاذ الصحة الدولية في زيارة له للقرى الصينية لدراسة المشاكل الصحية منها النزول إلى الحقل ومعايشة المشاكل الصحية سر من أسرار النجاح.

قصة الدكتور تيلر:

أود هنا أن أذكر قصة أستاذي الدكتور كارل تيلر وهـو أحـد كبار الأساتذة في مجال الصحة الدولية. قصة ترينا كيف يستطيع الطبيب أن يشارك بفعالية في التثقيف الصحي للمجتمع، وذلك بالخروج والتفاعل معه وعدم الاقتصار على الكلام والأحاديث والمواعظ، ولكن بالعمل وإعطاء القدوة. العبرة فيها أن المعلم في المدرسة أو الرائد الصحي فيها يمكن أن يكون له دور فعال ورائد في تطوير الصحة المدرسية والتثقيف الصحي ليس بالكلمة وحدها ولكن أيضاً بالعمل.

أخذ الأستاذ الدكتور كارل تيلر إجازة دراسية لمدة سنة من جامعته ـ جونز هوبكنز بالولايات المتحدة الأمريكية ـ وذهب إلى الهند بدعوة من حكومتها ليقوم بدراسة عن أسباب إحجام الأطباء عن الذهاب إلى القرية والعيش فيها. وعندما وصل إلى العاصمة والتقى بالمسؤولين أعلن لهم عن رغبته في أن يعيش هذه السنة في إحدى القرى ليتمكن من دراسة المشكلة على الطبيعة. دهش المسؤولون لهذا الطلب من أستاذ دولي كبير المقام من المتوقع أن يعيش في أفخر أحياء العاصمة. ولكن الدكتور تيلر أصر على طلبه، فذهبوا إلى زوجته وكانت في صحبته ليقنعوها بأن تؤثر على زوجها ليعدل عن رأيه ويعيش في العاصمة، فوجدوا أن الزوجة نفسها مقتنعة

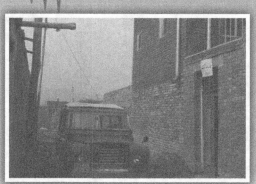

بأن عليها وعلى زوجها وأطفالهما أن يذهبوا إلى القرية الهندية ويعيشوا فيها لأن هذا هو موضوع الدراسة والبحث.

على المثقف الصحي الخروج إلى المجتمع لمعرفة أدوائه ومشاكله الصحية والتفاعل معها. التثقيف الصحي في أفضل صوره يجب أن يتم بالتعاون الوثيق مع الأهالي ليس فقط بالكلمة وإنما أيضا بالمشاركة الفعالة في تخطيط وتنفيذ المشاريع الصحية الوقائية.

ذهب الدكتور تيلر إلى أحدى القرى الهندية واستأجر بيتا صغيرا بسيطا من البيوت الشعبية لا يتميز عن غيره من البيوت. وعمل مع زوجته وأولاده بمساعدة بعض الحرفيين على ترميم البيت وتنظيفه ودهانه من الداخل والخارج، ووضع أسلاك على النوافذ تمنع البعوض، وزرعوا حديقة صغيرة في فناء الدار. وجعلوا خزانا للماء في أسفل البيت وآخر في أعلاه، وبنوا مرحاضا في ركن منه، وباختصار جعلوا من هذا البيت البسيط بيتا صحيا أنيقا جذابا. استغرق هذا العمل منهم بضعة أسابيع وفي النهاية أصبح لديهم مأوى يستطيعون أن يأووا إليه يفي بحاجاتهم الضرورية. في هذه الأثناء كان أهل القرية يراقبون ما يجري ثم أخذوا يقلدون ما فعله الدكتور تيلر كل في بيته، وتحولت القرية تدريجيا إلى قرية أفضل، أدخل البعض الماء إلى بيوتهم والبعض الآخر أدخل المرحاض وفئة أخرى غطت النوافذ بالأسلاك لمنع البعوض.

قد يبدو للرائي أن ما فعله الدكتور تيلر أمراً غير مسبوق. ولكن لماذا نذهب بعيدا، إذا عدنا إلى تاريخنا الإسلامي ونظرنا إلى ما فعله النبي عليه الصلاة والسلام وهو يحول المدينة إلى مجتمع مثالي يتعاون فيه الناس ويتعاطفون ويتآخون، وكان هو

القدوة والمثل. كان يبني بيته بنفسه ويرقع ثوبه، ويخصف نعله، ويشارك أصحابه فيما يفعلون. لسوء الحظ درجت مجتمعاتنا عبر أجيال على احتقار العمل اليدوي والاستهانة بأن يخدم الإنسان نفسه بنفسه، في حين أن العمل بكل مظاهره شرف، خاصة إذا ما حفظ للإنسان كرامته.

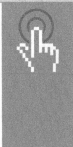

> هل يمكن في رأيك أن يتكرر ما فعله الدكتور كارل تيلر في مجتمعنا من قبل الرواد الصحيين ومنسوبي المدرسة. وإذا كان الأمر فيه شيء من الصعوبات فما هي الأسباب وراء هذه الصعوبات؟ وكيف يمكن للمدير والمعلم والرائد الصحي أن يكونوا قدوة للآخرين، وأن يتحول التثقيف الصحي المدرسي من مجرد كلام إلى فعل وعمل وقدوة؟

الرائد الصحي:

نتحدث هنا عن الرائد الصحي باعتباره فردا في الفريق الصحي وإن كان معلماً أو إدارياً من منسوبي المدرسة. الرائد الصحي في الأساس مدرس أختير للقيام بهذا الدور المهم والحساس بعد شيء من التدريب، قد يكون حاملا لشهادة في التثقيف الصحي وقد لا يكون، بيد انه اكتسب علمه وخبرته بالتطوير الذاتي إلى جانب حصوله على بعض الدورات وربما شهادة الدبلوم في الصحة المدرسية أو التثقيف الصحي.

لذا فقد أصبح لديه إلمام بمبادئ وأسس التثقيف الصحي ووسائل التخطيط والبرمجة الصحية، أهم سماته أن يكون لديه القدرة على التنظيم والقيادة، وأن يدرك تماما أنه لا يستطيع وحده أن يقوم بمهمة التثقيف الصحي المدرسي، وإنما بمشاركة الآخرين من إداريين ومعلمين وطلاب، وتحفيزهم للعمل وتنظيم الجهود في سبيل

الوصول إلى أهداف محددة.

لننظر إلى المهام التي سيقوم بها الرائد الصحي:

– عليه أن يوثق صلاته أولاً وقبل كل شيء بمنسوبي مدرسته من إداريين ومعلمين وطلاب، ثم بالمؤسسات الحكومية وغير الحكومية وأفراد المجتمع ممن لهم دور مباشر أو غير مباشر بالصحة المدرسية.

– عليه أن يعرف أن المعلم أو المعلمة والطالب أو الطالبة وشيخ القرية وعمدة الحي ورؤساء الدوائر الحكومية، جميعهم يمكن أن يسهموا في التثقيف الصحي.

– يقوم بالتخطيط لمشاريعه وبرامجه بما في ذلك تحديد الأهداف ووضع الأولويات وتحديد المصادر إلى آخر ما سبق أن تحدثنا عنه في فصل التخطيط الصحي.

– عليه أن يقوم بالتثقيف الصحي بشكل مباشر أو غير مباشر للطلاب، ومن ثم يجب عليه أن يحسن توزيع وقته بين إدارة التثقيف الصحي بالاستعانة بالآخرين وتدريبهم والإشراف عليهم، كما أن عليه أن يقوم هو نفسه بالتثقيف الصحي.

– خروج الرائد الصحي إلى المجتمع سوف يساعده على التعرف على طبيعة المجتمع، وتوثيق صلاته بالأفراد والجماعات، وتنسيق المصادر المالية والبشرية لدعم الصحة المدرسية.

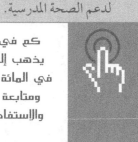

كم في المائة من وقت الرائد الصحي يجب أن يذهب إلى عملية التثقيف الصحي المباشر، وكم في المائة يجب أن يذهب إلى تنظيم وإدارة وتنفيذ ومتابعة برامج الصحة المدرسية بإسهام الآخرين والاستفادة من جهودهم. ناقش الموضوع مبديا الإيجابيات والسلبيات.

ولنضرب مثلا لرائد صحي في مدرسة، اكتشف أن طلاب المدرسة يعانون من مشكلة السمنة، وتسوس الأسنان، وعدم النظافة الشخصية، يستطيع في هذه الحالة أن ينظم برامج ثقافية في المدرسة، بحيث يلقي محاضرات ويعد ندوات عن مكافحة السمنة، وتسوس الأسنان وتطوير النظافة الشخصية. بإمكانه أيضا أن يوسع من دائرة فعاليته بالاستفادة من الإمكانات الموجودة من حوله. يمكنه مثلا أن يهيئ مجموعة من المدرسين ليقوموا بدور المثقفين الصحيين في هذه المواضيع، وذلك بأن يجتمع معهم ويناقشهم ويزودهم ببعض الكتيبات والأفلام والشرائح، ويسعى لتنظيم أوقات لهم يقومون فيها بعملية التثقيف الصحي لطلاب المدارس، بهذا يكون قد استثمر وقته بشكل أفضل.

يستطيع الرائد الصحي ـ إذا كانت لديه بعض القدرات الفنية ـ أن يقوم بإعداد لوحات ورسوم عن مواضيع لها صلة بالمشكلات الصحية في المدرسة، كما يستطيع أيضا أن يستثمر طاقات طلاب المدرسة ربما بالتعاون مع رواد صحيين في مدارس أخرى، فينشئ مسابقة للرسم حول مواضيع صحية معينة ويجعل جائزة رمزية للفائزين منهم في إعداد أفضل الرسوم واللوحات، وبذلك يخرج بعشرات اللوحات المعبرة.

أذكر أمثلة لما يمكن أن يفعله الرائد الصحي في مجال استثمار جهود وطاقة الأفراد والجماعات من حوله في برامج التثقيف الصحي.

باختصار يجب أن يكون لدى الرائد الصحي قدرات على التخطيط والاتصال والتنفيذ والإشراف والمتابعة. وهي قدرات تنبع في كثير من الأحيان من الاستعداد الشخصي له، ولكن يضاف إلى ذلك الدراسة والخبرة. وكثير هم الذين لديهم هذا الاستعداد الشخصي للعطاء والتنظيم، ولكنهم يحتاجون إلى أن يكتشفوا في أنفسهم هذه القدرات وينموها عن طريق الدراسة والخبرة.

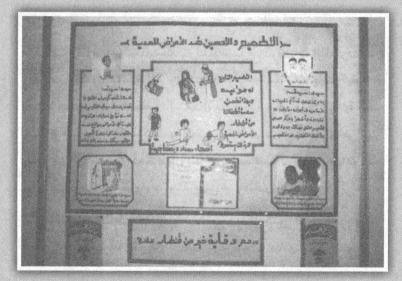

في كثير من المراكز الصحية يقوم أفراد الفريق الصحي من ممرضات وزائرات صحيات ومراقبين صحيين بإعداد الوسائل السمعية والبصرية للتثقيف الصحي بما في ذلك النشرات والملصقات والشفافيات، وكذلك الأمر في المدارس

الممرضة :

صورة الممرضة ترتبط دائما في الأذهان بالعناية بالمريض وإعطائه الحقن وعمل الغيارات والإشراف على تنويمه في المستشفى ونظافته وتغذيته، وهو دور كبير ولا شك يملأ حياة الممرضة ويقدر لها، ولكن إلى جانب ذلك يمكن أن يكون لها دور أساس في التثقيف الصحي، هذا الدور قد يتم داخل المركز الصحي أو في مدارس البنات.

تستطيع الممرضة أن تعقد حلقات للمناقشة مع الطالبات، ويمكنها أن تشرح لهن عمليا كيفية إعداد الغذاء الصحي باستعمال مطبخ صغير في الوحدة الصحية بالمدرسة، كما يمكنها أن تشرك الطالبات في تنفيذ بعض البرامج الصحية مثل برنامج الإرواء للأطفال المصابين بالجفاف وأن تجعل الطالبات أنفسهن يقمن بتجهيز محلول الإرواء، أو تدربهن على مبادئ الإسعاف الأولي.

في كل هذه الأحوال تستطيع الممرضة أن تتعدى الدور التقليدي الذي يقتصر على العناية بالمريض، وأن يكون لها دور إيجابي في تطوير الصحة المدرسية عـن طريـق التثقيف الصحي.

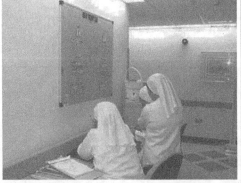

ما ينطبق على الممرضة ينطبق على الممرض، فدوره يمكن أن يتعدى حدود الاهتمام بالمريض فقط إلى الاهتمام بالمريض والصحيح معا، وأن يتعدى حدود الاهتمام بالعلاج فقط إلى الاهتمام بالعلاج والوقاية والتطوير، وهي أدوار أكثر اتساعا وأرحب مدى. كل ما يحتاجه الأمر استعداد نفسي للبذل والعطاء، وقدرة على تنظيم الوقت، وشيء من التدريب على مبادئ التثقيف الصحي.

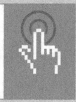

هل توافق على أن يهتم الممرض والممرضة بقضايا التثقيف الصحي المدرسي، وما يتطلبه ذلك من جهد إضافي. أم ترى أن من الأنسب أن يقتصرا على الدور التقليدي في الاعتناء بالمريض؟

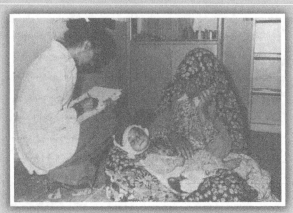

الزائرة الصحية تزور بعض أمهات الطالبات في منازلهن، لمتابعة الحالات المرضية
واكتشاف المرض مسبقا وتسجيل الأوضاع الصحية، كما أنها تلعب دور المثقفة الصحية،
إذ تقوم من واقع المشكلات الصحية بإثارة حوار مع سيدة البيت وبذلك تستطيع أن
تغرس مفاهيم صحية سليمة.

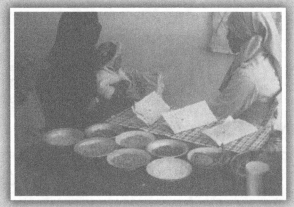

في أحد المراكز الصحية الأولية لم تقتصر الممرضة في المركز على عملها في الفحص
ومساعدة الطبيب في العلاج، وإنما تعدى ذلك إلى تثقيف الأمهات حيال تغذية الأطفال،
فأنشأت ما يشبه المطبخ في إحدى غرف المركز الصحي تعرض فيه أصناف المواد
الغذائية المحلية وتشرح قيمتها الغذائية للأمهات.

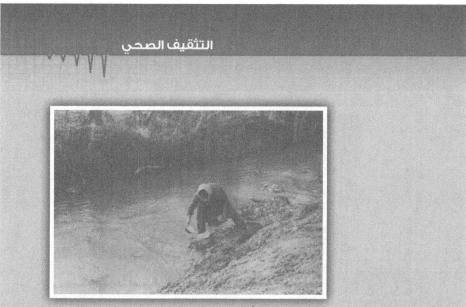

في إحدى القرى كان الأهالي يشربون من الماء السطحي وهو عرضة للتلوث، وكانت نسبة الإسهال عند أطفال المدارس عالية جداً إلى أن تصدي المثقف الصحي للمشكلة بخروجه إلى المجتمع لاصحاح البيئة.

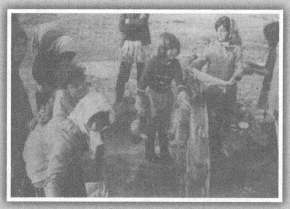

بتوجيه من الممرض قام الأهالي بتنفيذ مشروع مد أنابيب ماء الشرب من مصدره النقي إلى القرية، وبذلوا في ذلك جهودهم الشخصية وبمساعدة من المسؤولين عن الرعاية الصحية. هذا المشروع في حد ذاته أدى إلى تغيير في سلوك الأهالي وانعكس هذا التغيير على صحة السكان، هو لون من ألوان الثقافة الصحية التي تحولت من مجرد المعرفة إلى اتجاه وسلوك.

فني المختبر:

فني المختبر، لماذا لا يستغل جزءً من وقته في دراسة الأمراض الطفيلية المنتشرة في المجتمع من خلال السجلات التي بين يديه، فإذا ما اتضح له أن أكثرها انتشارا الاميبا عليه أن يدرس كيف تنتشر الاميبا؟، وكيف تصيب الناس؟ ما هي أعراضها؟، وما هي أساليب الوقاية منها؟ ومن ثم يستفيد من هذه المعلومات في التثقيف الصحي.

القاعدة هي أن لا يترك المريض المركز الصحي أو المستشفي بدون أن يحصل على ثقافة صحية حيال مشكلته، أسبابها، وكيف يمكن تفادي مضاعفاتها، أو تفادي حدوثها بين أفراد الأسرة.

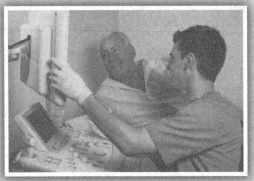

قد يحتاج الأمر إلى دراسة أسلوب التغذية في المجتمع للتغلب على مشكلة الإميبا، وقد تنتهي به هذه الدراسة إلى وضع تصورات لأسباب المشكلة وطرق مكافحتها وعلاجها، ويستطيع بهذه الحصيلة من المعلومات أن يتصدى للتثقيف الصحي العام والتثقيف الصحي المدرسي.

قد يلتقي ببعض المرضى الذين لديهم مشكلات صحية ويناقشهم في هذه المشكلات، وقد يخرج إلى خارج حدود المستشفى والمركز الصحي مستفيدا من علمه وخبرته في إشاعة المعرفة في المجتمع والإسهام في تغيير السلوك. وبذلك يستغل قدراته وطاقاته في إشاعة المعرفة وتطوير الصحة وإعانة الناس على مساعدة أنفسهم.

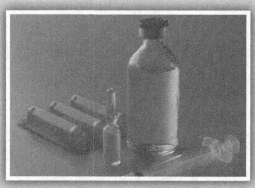

فني الصيدلية:

ينطبق على فني الصيدلية ما ينطبق على الممرض وفني المختبر، فبدلا من أن يقتصر عمله على صرف الدواء وإرشاد المريض إلى كيفية استخدامه، يستطيع إذا جاءه مريض بمرض ما أن يحدثه عن مرضه وأن يساعده على التغلب على مشكلته، ويستطيع أيضا أن يدير حوارا جماعيا داخل جدران المستشفى أو المركز الصحي أو المدرسة عن مشكلات صحية معينة، وقد يخرج إلى المجتمع لينشر العلم والمعرفة ويسهم في تغيير سلوك الناس في حدود خبرته وعلمه وقدراته. مثل هذا الدور له فائدتان: فائدة تعود على المجتمع، وفائدة تعود على الشخص نفسه بتصديه لهذا الدور ـ دور المثقف الصحي ـ فمن خلاله سوف يضيف أبعادا جديدة إلى حياته ويكتسب قدرات وخبرات.

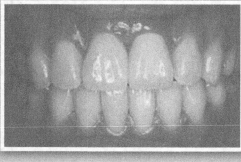

فني الأسنان

فني الأسنان يمكن أن يتعدى دوره تنظيف الأسنان ومساعدة طبيب الوحدة الصحية في العلاج

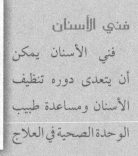

إلى دور أكبر وأشمل وهو وقاية طلاب المدارس من تسوس الأسنان، يستطيع بالتعاون مع الرائد الصحي وبقية منسوبي المدرسة أن ينشئ برنامجا لتعويد طلاب المدارس على تنظيف أسنانهم، ليس بالكلمة والمحاضرة والموعظة وحدها، ولكن بتوزيع فرشاة الأسنان ومعجونها على الطلاب، وقد يستطيع أن يحصل على تمويل لهذا المشروع من بعض الأفراد والجماعات، وربما دَرَّب بعض المدرسين لملاحظة تسوس الأسنان بين طلاب المدارس، وقد يسهم في إضافة الفلور للماء بالتعاون مع الجهات المعنية.

بقية أفراد الفريق الصحي:

ما ينطبق على الطبيب والممرض والممرضة، يمكن أن ينطبق على بقية أفراد الفريق الصحي... دورهم في إثراء الصحة عامة والتثقيف الصحي المدرسي خاصة، ففي برنامج التغذية المدرسية يمكن أن يكون لأي منهم دور مهم في تطوير مفاهيم التغذية في المدرسة وتغيير سلوك الطلاب إلى سلوك صحي، يستطيع أحدهم بالتعاون مع الرائد الصحي في المدرسة أن ينشئ مشروعا لتغذية طلاب المدارس، أو التغلب على التدخين.

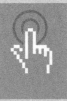

ذكرنا نماذج عديدة لأدوار يقوم بها أفراد الفريق الصحي في مجال التثقيف الصحي. لا شك أن لديك تصورات أخرى لما يستطيع أن يقوم به أفراد الفريق الصحي. أذكر هذه التصورات وأضرب أمثلة لها.

الهدف: التدريب على أسلوب التعامل مع الناس وطريقة الوصول إلى إقناعهم بالحسنى والمعروف دون انتقادهم أو التقليل من أهمية آرائهم. (أدع إلى سبيل ربك بالحكمة والموعظة الحسنة).

تؤدى تمثيلية من مشهدين، يستغرق كل منهما حوالي عشر دقائق، يقوم بالتمثيل في كل منهما خمسة أشخاص، أحدهم يمثل دور الرائد الصحي، والأربعة الآخرون يؤدون دور الطلاب، يبحث معهم الرائد الصحي مشروع مد أنابيب للمياه تصل ما بين النبع والقرية. الهدف هو مشاركة طلاب المدرسة مع أفراد المجتمع في اصحاح البيئة.

المشهد الأول

يصور هذا المشهد الرائد الصحي الناجح في عمله الذي يستخدم المنطق والأسلوب العلمي، ويفتح مجالا للحوار والمناقشة ويحسن الإصغاء ولا يوجه اللوم للآخرين ولا ينتقدهم أو يسفه آراءهم وإنما يسعى إلى أن يصلوا بأنفسهم إلى النتائج المرغوبة. يحتاج الأمر إلى أن يقوم الممثلون بتحضير أدوارهم في الليلة السابقة.

يجلس الخمسة حول مائدة مستديرة ويعرض الرائد الصحي وجهة نظره بأن الماء الذي يشرب منه السكان هو ماء سطحي وقابل للتلوث، ويعطيهم فكرة عن الجراثيم التي يمكن أن تكون في الماء الملوث وكيف أنها تسبب أمراض الجهاز الهضمي ويشرح لهم مدى خطورة ذلك عليهم وعلى أسرهم، بينما لو مد الماء بأنابيب من النبع إلى القرية، فلن يكلف إلا القليل، خاصة إذا شارك في ذلك بعض طلاب المدرسة مع أهل القرية بوقتهم وجهدهم، ومن ثم يحصلون على ماء نقي صالح للشرب غير ملوث، هذه المعلومات لا يلقيها الرائد الصحي كمحاضرة ولكن يثيرها كحوار.

بعض الطلاب لديهم اعتراضات منها أن هذا الماء الجاري نظيف ولا يرون فيه أي تغير وهو نعمة من الله فلماذا يغيرونها، ثم أن أجدادهم عاشوا على شرب هذا الماء ولم يحدث لهم أي شيء، وكلها حجج بطبيعة الحال غير علمية، ولكنهم يسوقونها بقناعة، وفي الوقت نفسه يبدون شكوكهم في إمكانية التعاون وأن أسرهم قد لا ترضى لهم أن يتصدوا لمثل هذه القضية البيئية الاجتماعية بدلا من أن يستذكروا دروسهم، الرائد الصحي يستمع إليهم في صبر ولا يحاول أن يقاطعهم ويطرح القضية بهدوء وبمنطق علمي.

بعد هذا الحوار الذي قد يستغرق عشر دقائق، يبدأ الطلاب في الاقتناع بوجاهة الموضوع وبمنطقيته، خاصة وأن الرائد الصحي احترمهم وقدرهم وجعلهم يبدون آراءهم بدون أن ينتقدها أو أن يجبرهم على شيء.

المشهد الثاني

نفس المشهد الأول يتكرر، إلا أن الرائد الصحي يجلس وهم واقفون أمامه، ويبدأ في الموعظة والإرشاد والتوجيه وتسفيه الرأي والانتقاد وهم صابرون يتحملون، وعندما يسوقون آراءهم يقاطعهم ولا يستمع إليهم ويحاول أن يبدو متعاليا عليهم، ويشتد الجدال والنقاش وقد يخرج أحدهم غاضبا ولا يبالي الرائد الصحي بذلك. النتيجة الحتمية بعد الحوار والمشادة لمدة عشر دقائق أنهم لا يصلون إلى حل.

يقوم الدارسون بالتعليق على المشهدين وإبداء آرائهم في الفرق بينهما. والمأمول إن هذه التمثيلية مع ما يدور بعدها من حوار ونقاش مع الدارسين تثبت في أذهانهم بوضوح ما يجب أن يكون عليه سلوك الرائد الصحي في تعامله مع أفراد المجتمع.

الفصل الثاني: مشاركة المجتمع

يقول سبحانه وتعالى في محكم كتابه: ﴿ وَٱلْمُؤْمِنُونَ وَٱلْمُؤْمِنَٰتُ بَعْضُهُمْ أَوْلِيَآءُ بَعْضٍ ﴾ (التوبة ٧١)
ويقول جل وعلا: ﴿ وَتَعَاوَنُوا۟ عَلَى ٱلْبِرِّ وَٱلتَّقْوَىٰ ۖ وَلَا تَعَاوَنُوا۟ عَلَى ٱلْإِثْمِ وَٱلْعُدْوَٰنِ ﴾ (المائدة ٢).

ويقول سبحانه وتعالى: ﴿ وَلْتَكُن مِّنكُمْ أُمَّةٌ يَدْعُونَ إِلَى ٱلْخَيْرِ وَيَأْمُرُونَ بِٱلْمَعْرُوفِ وَيَنْهَوْنَ عَنِ ٱلْمُنكَرِ ۚ وَأُو۟لَٰٓئِكَ هُمُ ٱلْمُفْلِحُونَ ﴾ (آل عمران ١٠٤).

ويقول تعالى: ﴿ لَّا خَيْرَ فِى كَثِيرٍ مِّن نَّجْوَىٰهُمْ إِلَّا مَنْ أَمَرَ بِصَدَقَةٍ أَوْ مَعْرُوفٍ أَوْ إِصْلَٰحٍۭ بَيْنَ ٱلنَّاسِ ۚ وَمَن يَفْعَلْ ذَٰلِكَ ٱبْتِغَآءَ مَرْضَاتِ ٱللَّهِ فَسَوْفَ نُؤْتِيهِ أَجْرًا عَظِيمًا ﴾ (النساء ١١٤).

ويقول الرسول الكريم: (ترى المؤمنين في توادهم وتراحمهم وتعاطفهم كمثل الجسد الواحد إذا اشتكى منه عضو تداعى له سائر الجسد بالسهر والحمى) رواه البخاري.

ويقول ﷺ: (لا يؤمن أحدكم حتى يحب لأخيه ما يحب لنفسه) رواه الترمذي.

من هذا المنطلق الإسلامي نتحدث عن ضرورة مشاركة المجتمع في خدمة نفسه بنفسه، وفي تولي شؤونه، وفي أن يحمل بعض أفراده مسؤولية البعض الآخر، هذا المفهوم الذي يعتقد البعض أنه أتى مع مقررات مؤتمر الماآتا قبل أربعة عقود، جاءت به تعاليم الإسلام منذ أكثر من ألف وأربعمائة عام. والآن نتحدث عن دور المجتمع في ما يتصل بالنواحي الصحية عامة والتثقيف الصحي المدرسي خاصة، تخطيطا وتنفيذاً وتقويماً. المجتمع الذي لا يشارك بعضه أو بعض أفراده في شؤونه الصحية، ويباشرون مسؤوليتهم فيه مجتمع لا يمكن أن يحظى برعاية صحية جيدة مهما كانت الإمكانات المتوفرة له. ننقل هنا رأي الدكتور مهلر

مدير عام منظمة الصحة العالمية (سابقا)، ولا يسعنا إلا ننقله بتفاصيله لما فيه من دلالات ومعان يجب أن يلم بها كل عامل من أفراد الفريق الصحي أو التعليمي، خاصة من يتصدون منهم لمبدأ مساعدة الناس على مساعدة أنفسهم وعلى رأسهم الرائد الصحي.

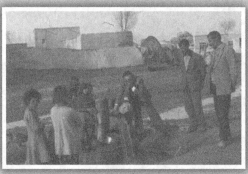

هذا الماء العذب النظيف يمتد عبر أنبوب من مشارف القرية إلى وسطها كان نتيجة جهد المساعد الصحي في تثقيف الأهالي وتوعيتهم ومشاركتهم الفعلية في مشاريعهم الصحية، المشروع تبنته منظمة الصحة العالمية في الريف الإيراني في الستينيات الميلادية.

يقول د. ماهلَر: «سوف تتحسن الصحة العالمية فقط إذا شارك الناس أنفسهم في التخطيط والتنفيذ، وكان لهم رأي حيال الرعاية الصحية المقدمة لهم، ولكن هذه المشاركة لا تحدث اعتباطا، يجب أن نسأل أنفسنا إلى أي مدى نحن جادون في إشراك الأفراد والأسر والمجتمعات؟ هل نحن مستعدون للإصغاء إلى همومهم وأن نتعلم منهم ما يعتقدون أنه مهم وأن نتبادل معهم المعلومات ونشجعهم ونساعدهم؟

هل نحن مستعدون لكي نساعدهم في اختيار الحلول البديلة وأن يحددوا أهدافهم ويقوموا جهودهم؟

في حالات كثيرة الإجابة هي لا، ونحن نستطيع أن نمضي قدما في وضع الخطط والبرامج، ولكن لا شيء سيحدث إذا لم يع العاملون الصحيون والإداريون الصحيون والمهنيون المعنيون في القطاعات المختلفة مدى أهمية مشاركة الناس.

لكي نتخطى هذه العقبات هناك ثلاثة متطلبات:

أولا- المعرفة: يجب أن يدرك العاملون الصحيين أن مفهوم الرعاية الصحية الشاملة يعني أدوارا جديدة لهم ونظرة جديدة، يجب ألا نكتفي بعلاج المرض بعد حدوثه، ولكن يجب أن نعنى أيضا بالتطوير الصحي (Health Promotion)، التطوير بمفهومه الشامل. وسيلتنا يجب أن تعتمد على ما يريده الناس وما يحتاجونه فعلاً.

العامل الصحي يجب أن يتعلم بالدرجة الأولى أن يكون مساندا لنشاط الأفراد والعائلات والمجتمع (Facilitator)، ويجب أن لا يعرض على المجتمعات مناهج وبرامج بدون إحساس عميق بالمشكلات الاجتماعية أو القيود الاقتصادية.

ثانيا- الاتجاه: يجب أن يتقبل العاملون الصحيين أدوارهم الجديدة (الرعاية الصحية الشاملة) ويجب أن يجربوا القيام بها وأن يتبنوها لكي يوسعوا من نطاق اهتمامهم بأسلوب المشاركة.

يجب أن يركزوا على إيجاد الوسائل حتى يساعدوا الأفراد والجماعات على الاعتماد على النفس. ودعوتنا إلى الاعتماد على النفس لا تعني أننا نتنازل عن مسؤولياتنا ونلقي بعبئها على الآخرين، ولكنها تعني أن المواطن والعامل الصحي كلاهما له دوره، لا يغني أحدهما عن الآخر، وعليهما أن يعملا معا.

ثالثا- المهارة: العاملون الصحيون يجب أن يكون لديهم المهارات الكافية للقيام بأدوارهم الجديدة بفاعلية وأن يستفيدوا جيدا من معلوماتهم».

انتهى كلام الدكتور ماهلر، والذي يعنينا منه في الدرجة الأولى شيئان: أولهما أن مشاركة المجتمع من الأهمية بمكان بحيث لا يمكن أن نطمئن إلى نجاح أي برنامج صحي إذا لم يشارك المجتمع فيه بالتخطيط والتنفيذ والتقويم. ثانيهما: أن الرواد

الصحيين في المدارس يجب أن يكونوا مدربين ومؤهلين للقيام بهذا الدور الإيجابي في الرعاية الصحية المدرسية، وهو دور أهم وأكبر من الدور التقليدي الذي يعتمد على إعطاء الرعاية الصحية بدون مشاركة الناس.

المبادئ والأسس:

هناك أسس يجب أن نأخذها في الاعتبار ونحن نسعى إلى تحقيق مشاركة الناس (وفي حالة المدارس منسوبي المدرسة من إداريين ومعلمين وطلاب) هذه الأسس هي:

- أن نؤمن بقدرات الناس على المشاركة والعطاء وتحمل المسؤولية.
- أن تكون علاقتنا معهم جيدة.
- أن نهيئهم للمشاركة.

إيماننا بقدرات الناس ينبع من إيماننا بالله سبحانه وتعالى الذي جعل كلا منا راعيا ومسؤولا عن رعيته، وفطرنا على الرغبة في العطاء والبذل ومحبة الآخرين. لو استطعنا أن نتلمس الجوانب الإيجابية في الناس وأن نستغلها في الخير والصالح العام لاستطعنا أن نكسب الكثير للمشاريع الصحية.

العلاقات الجيدة مع الناس والاتصال بهم عامل أساسي في بث روح الحماس والتجاوب والتعاطف معهم، بدون هذه العلاقة الجيدة سنجد حواجز تقف بيننا وبين الناس لا نستطيع أن نتخطاها بسهولة، والله سبحانه وتعالى يوحي إلى رسوله الكريم فيقول: ﴿ وَلَوْ كُنتَ فَظًّا غَلِيظَ ٱلْقَلْبِ لَٱنفَضُّواْ مِنْ حَوْلِكَ ﴾ (آل عمران ١٥٩).

علينا أن نهيئ الناس للمشاركة ونشجعهم عليها، وعملية التهيئة عملية حساسة

جدا، لو تصرفنا كمربيين وكمعلمين ربما أعطيناهم الإحساس بأننا متفوقون وأنهم أقل شأنا منا، مما يولد ردود فعل سلبية. يجب أن تأتي التهيئة على شكل أخوي ودود يحمل معاني المساواة لا التعالي، علينا أن نحاول قدر الإمكان أن تأتي الآراء والمقترحات منهم، كالزارع الذي يلقي بذوره في أرض خصبة فتنبت وتورق، لا يعني هذا أن نترك الأمور للزمن وإنما علينا أن نحيط هذه البذور التي نبذرها بالرعاية حتى تنمو وتثمر، المهم أن لا نفرض شيئا على الناس وإنما نساعدهم على أن يساعدوا أنفسهم.

تجارب شخصية:

كنت أقوم بدراسة قبل سنوات في محافظة تربة، وفي ذات يوم زرت إحدى الهجر (العرقين) التي تبعد عن مدينة تربة أكثر من عشرين كيلومترا، وكان الطريق في بدايته صعبا وغير ممهد حتى إذا قطعنا أكثر من نصفه شاهدت عشرات من الناس يعملون في تمهيد الطريق وعلى رأسهم شيخ تكسوه المهابة. سألت فقيل لي هذا شيخ هجرة العرقين مناحي الغرمول يقود فريقا من أهل الهجرة يعبدون الطريق وقد قطعوا أكثر من النصف وهم متجهون لتكملة الطريق إلى مدينة تربة. كان المنظر رائعا وجميلا يلمس مواطن الاحترام في النفس أن يقوم مثل هذا الشيخ مع صحبه بتعبيد الطريق، وكلنا يعلم إحساس البدوي بنفسه وبقيمته وأنه في كثير من الأحيان يستنكف من العمل اليدوي، ولكن القوم وجدوا القدوة الطيبة في شيخهم فتولوا أمر أنفسهم بأنفسهم.

بعد سنوات زرت هجرة العرقين مرة أخرى، فوجدت أن القوم قد انشأوا فيها

جمعية تعاونية، ومحطة بنزين، ومحطة كهربا، كل هذا بتعاون الأهالي وبتوجيه من شيخهم. هذا نموذج لكيفية قيام الأهالي بمساعدة أنفسهم وتولي كثيرا من المشاريع الصحية وغير الصحية لتنمية مجتمعهم.

وقبل فترة كنت أزور منطقة الباحة بجنوب المملكة أيضا. زرت ضمن ما زرت مركز الرعاية الصحية الأولية في قرية آل زياد. ووجدت الطبيب والعاملين الصحيين فخورين أشد الفخر بما تحقق في قريتهم الصغيرة بواسطة الأهالي وبتوجيه وإرشاد من لجنة أصدقاء المرضى.

ماذا فعل الأهالي في قرية آل زياد؟ أولا: اتضح لهم من خلال الدراسة التي قام بها المركز الصحي أن نسبة عالية من مياه الآبار التي يشربون منها ملوثة أو هي عرضة للتلوث، واقترح عليهم المراقب الصحي أن يقوموا بتسوير الآبار فسارعوا إلى بناء جدران حول الآبار تمنع عنها التلوث. وعندما اتضح لهم من النقاش الذي يدور في اجتماعات لجنة أصدقاء الصحة أن النفايات في الطرقات وساحات الدور تلوث البيئة، سارعوا بتخصيص قطعة من الأرض أحاطوها بسور وجعلوها مكانا لتجميع النفايات، وعندما عرفوا من خلال الحوار الذي يدور بين المسؤولين في المركز الصحي وأعضاء لجنة أصدقاء الصحة أن الأغنام والماعز إذا تركت سائبة قد تؤدي إلى تلوث البيئة وتسبب الأمراض، أجمعوا أمرهم على أن يجعلوا لها حظائر ويسوروها.

التقيت بلجنة أصدقاء الصحة في قرية آل زيادة ووجدت لديهم الكثير من الفهم والإدراك لمشكلاتهم الصحية وكانوا يتحدثون بكثير من المنطق والموضوعية عن مالهم وما عليهم، وتطرق الحديث إلى أن هناك معلومات كثيرة جدا عن الأمراض

والمشكلات الصحية موجودة في سجلات المركز الصحي، ولكنها تحتاج إلى تبويب وتحليل وقد يحتاج الأمر إلى حاسوب آلي، ولم يستغرق الأمر طويلا حتى جاءت موافقة الجميع وعلى رأسهم أمير آل زياد بشراء الحاسوب وتخصيصه للمركز الصحي.

قلنا في بداية حديثنا أن كل إنسان نال حظا من التدريب وقادر على التعبير عن نفسه يستطيع أن يكون مثقفا صحيا.

في القصيم وسط المملكة العربية السعودية دربنا بعض المدرسات بالمدرسة على أن يعرضن أفلاما صحية للأمهات، وبعد فترة قصيرة من التدريب استطعن أن يقمن بهذه المهمة بكفاية ونجاح.

في الواديين وهي قرية من قرى عسير جنوب المملكة، عندما عجز الطبيب عن أن يبلغ رسالته للأهالي عن أهمية التطعيم ضد الحصبة استعان بإمام المسجد الذي خطب في الناس بعد صلاة الجمعة فتسارع الناس إلى تطعيم أطفالهم اقتناعا منهم بما قاله الإمام.

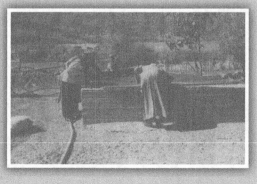

في قرية آل زياد بمنطقة الباحة، عندما أدرك المزارعون أن كثيرا من آبارهم المكشوفة عرضة للتلوث بادروا بتشجيع من أعضاء لجنة أصدقاء الصحة والعاملين في المركز الصحي إلى بناء جدران حول الآبار وتغطيتها. وبذلك استطاعوا أن يقوا آبارهم من التلوث. هذا لون من ألوان مشاركة المجتمع في خدمة نفسه وتأكيد لمفهوم التثقيف الصحي الذي ينتهي بتغيير السلوك.

هذه نماذج محدودة تصور إمكانية الناس العاديين بعد تهيئتهم لعملية التثقيف الصحي أن يقوموا بها بنجاح.

هل تحضرك نماذج عما يمكن أن يقوم به أفراد المجتمع في عملية التثقيف الصحي. أذكر هذه النماذج وعلق عليها.

مشاركة أطفال المدارس في تطوير المجتمع:

كنا مجموعة من أساتذة وطلاب كلية الطب نقضي فترة أسبوعين في إجراء دراسات عن الأمراض والمشكلات الصحية في بعض قرى عسير. وبدت لنا شوارع القرية وحواريها غير نظيفة. كان بإمكاننا أن نخطب في الناس ونعظهم عن أهمية النظافة، أو أن نعرض أفلاما وشرائح ملونة لجذب اهتمام الناس، ولكنهم سرعان ما ينسوها، ومن ثم رأينا رأيا آخر، لماذا لا نشجع الأهالي، خاصة أطفال المدارس على أن يتولوا مسؤولية نظافة القرية بأنفسهم؟ وكان بإمكاننا أن نحثهم على هذا العمل وندفعهم إليه ونخطب فيهم خطبا رنانة. بيد أننا اخترنا سبيلا آخر.

اتفقنا مع أساتذة المدرسة على أن نشارك جميعا أساتذة كلية الطب وطلابها المتواجدون في القرية مع أساتذة المدرسة وتلاميذها في عملية النظافة.

وفعلا أجرينا الاتصالات اللازمة بإدارة البلدية واستحضرنا المعاول والمقاطف وأدوات التنظيف وزودتنا البلدية بسيارة نقل.

وفي صبيحة اليوم التالي خرجنا جميعا، أساتذة الطب وطلابه وأساتذة المدرسة وتلاميذها إلى الأسواق والشوارع وأفنية البيوت ننظفها ونجمع القمامة ونحملها

إلى سيارة البلدية. طلبنا من مديرة مدرسة البنات أن تتغيب البنات في ذلك اليوم عن المدرسة ليقمن بتنظيف بيوتهن ويخرجن القمامة في أكياس بلاستيكية إلى خارج البيوت، حيث ننقلها نحن إلى السيارة. وما انتصف النهار إلا وأصبحت القرية كلها تكاد تلمع من النظافة.

تجربة أخرى لها دلالة لا أنساها، دعيت مرة لإلقاء محاضرة في مدينة الجوف عن مسؤولية الفرد حيال صحته. بعد انتهاء المحاضرة وعلى مائدة العشاء اقترحت على جمع من وجهاء الجوف أن نحيل موضوع المحاضرة إلى واقع عملي، كان المطلوب أن نجمع ٤٠٠,٠٠٠ ريال لكي ننشئ مشروعا لتعزيز الصحة في مدارس الجوف. جمعنا المبلغ. تبرع بنصفه سمو الأمير طلال بن عبد العزيز، وبجزء منه الدكتور زياد السديري عضو مجلس الشورى يومذاك والبقية جمعت من الأهالي، وأنشأنا البرنامج. بعد ثلاث سنوات من بدء البرنامج فازت مدرستان في الجوف في مسابقة عقدتها جمعية الصحة والبيئة المدرسية في لبنان من ضمن ١٧ مدرسة على مستوى العالم العربي.

ما الذي نستفيده من هذه الوقائع؟

أولا: يجب أن يدرك الناس أن العمل شرف.

ثانيا: المشاركة تعني العمل مع الناس يداً بيد.

ثالثا: أفضل وسيلة للتثقيف الصحي المدرسي وسيلة الممارسة، فهي أجدى بكثير من المواعظ والكلمات التي قد لا تنتهي إلى عمل.

مشاركة المؤسسات الحكومية:

ليس الأفراد فقط الذين يمكن أن يكون لهم دور في برامج التثقيف الصحي المدرسي، وإنما المؤسسات الحكومية وغير الحكومية يمكن أن تكون أيضا مصدرا ثرا للمشاركة في برامج الصحة المدرسية، سواء بجهود أفرادها أو بإمكاناتهم المادية.

فمثلا إذا كان برنامج التثقيف الصحي موجها لمكافحة سوء التغذية أو حمى مالطة، فإن الوحدة الزراعية، ومديرية الشؤون البلدية والقروية، وإدارة التعليم، والجمعيات التعاونية، يمكن أن يكون لها مجتمعة أو متفرقة دور في إنجاح هذا البرنامج. وإذا كان التثقيف الصحي يدور حول تلوث بيئة المدرسة، فالمؤسسات الصناعية، والغرفة التجارية، وبقية المؤسسات الاجتماعية، يمكن أن تسهم إلى حد بعيد. وإذا كان الموضوع يتطرق إلى التثقيف الصحي حيال مشكلة المخدرات، فإن وزارة الداخلية، والأمن العام، وإدارة التعليم، ورعاية الشباب، يمكن أن تسهم جنبا إلى جنب مع الجمعيات الخيرية والنوادي الرياضية.

الحاجة والطلب:

هناك عاملان أساسيان يجب أن يراعيهما الرائد الصحي وهو يتصدى لاستقطاب الموارد البشرية والمادية لبرامجه الصحية، أولهما: أن يعطي للمشاركين في هذه البرامج الصحية الإحساس بالانتماء والمسؤولية، ثانيهما: سد الفجوة بين الطلب والحاجة وهذا موضوع يستدعي أن نتوقف عنده. ما هي الحاجة وما هو الطلب؟ لو سألنا مجموعة من الناس البسطاء عن احتياجاتهم الصحية لعبروا عنها بالتالي... نحن

نحتاج إلى مستشفى أو إلى جهاز أشعة أو إلى عمليات القلب المفتوح. والواقع أن هذه طلبات لا تعبر عن حاجاتهم الحقيقية، قد تكون الحاجة الحقيقية هي برامج في صحة البيئة أو رعاية الأمومة والطفولة أو تطعيم الأطفال أو التثقيف الصحي.

وهذا هو الفرق بين مجتمع متقدم اقتصاديا وصناعيا ومجتمع آخر نام، في المجتمع المتقدم اقتصاديا وصناعيا الناس فيه على درجة أعلى من التعليم ويستطيعون أن يعبروا عن حاجاتهم الحقيقية، في حين أن المجتمع النامي الذي تكثر فيه الأمية لا يعبر الناس فيه عادة عن حاجاتهم الحقيقية، وإنما عن تصورات ليست دائما ذات جدوى وهي ما نسميها بالطلبات.

أحد مهام الرائد الصحي هو أن يساعد الطلاب على أن يرتفعوا بمفهومهم الصحي ليدركوا حاجاتهم الحقيقية بناء على أسس موضوعية وليس على مشاعر. الوصول إلى هذه المرحلة يستدعي الكثير من الحوار والنقاش والتعليم غير الموجه وإعطاء الطلاب الفرصة لأن يتعرفوا عن قرب على مشكلاتهم الصحية وحاجاتهم الصحية.

لجان أصدقاء الصحة:

كلمة أخيرة تقال عن لجان أصدقاء الصحة، وهي لجان تضم مجموعة من القادة وأصحاب النفوذ وأصحاب الفكر وولاة الأمر في المجتمع سواء كان هذا المجتمع في المدينة أو القرية، وقد تضم أمير القرية وشيخ القبيلة وعمدة الحي ومدير المدرسة ومدير الشرطة وبعض المدرسين وكل من يستطيع أن يسهم ببعض الوقت والجهد في هذه اللجان.

أعضاء اللجنة يجب أن يكون لهم هدف محدد يتفقون عليه ويجب أن يكون هدفا مكتوبا ليعودوا إليه من وقت لآخر، قد يجتمعون بشكل دوري مرة أو مرتين في الشهر، ليضعوا خططا عملية مبنية على أهداف وأولويات للارتفاع بالمستوى الصحي في مجتمعهم، ويتبادلون الرأي والمشورة في تنفيذ هذه الخطط، ويسهمون بأنفسهم ويشجعون من حولهم على الإسهام في تنفيذ هذه المشاريع بدعم من الجهات المسؤولة ومن المؤسسات الحكومية وغير الحكومية، عليهم أن يقوموا بمتابعة وتقييم تنفيذ هذه المشاريع، كل ذلك بالمشاركة مع العاملين في الصحة المدرسية، وبطبيعة الحال تأتي برامج التثقيف الصحي على رأس الأولويات في مشاريع لجان أصدقاء الصحة.

في ختام هذا الفصل نذكر أن المعلم أو الرائد الصحي الذي يستطيع أن يجمع الناس ويؤلف القلوب ويستفيد من الإمكانات البشرية والمادية من حوله سواء كانت من الأفراد أو الجماعات أو المؤسسات الحكومية وغير الحكومية هو الرائد الصحي الناجح، خاصة إذا وضع في اعتباره أن هدف التثقيف الصحي ليس هو إيصال المعرفة ولكن تحويل المعرفة إلى اتجاه وسلوك.

المحتويات

Printed in the United States
By Bookmasters